LA
PIERRE DANS LA VESSIE

AVEC INDICATIONS SPÉCIALES

SUR LES MOYENS DE LA PRÉVENIR, SES PREMIERS SYMPTOMES

ET

SON TRAITEMENT PAR LA LITHOTRITIE

PAR

WALTER J. COULSON

Chirurgien à St Peter's Hospital et à Lock Hospital pour la pierre et les autres maladies
des organes urinaires

TRADUIT DE L'ANGLAIS

PAR

HENRI PICARD

DOCTEUR EN MÉDECINE

Ancien médecin traitant à l'hôpital militaire d'Ivry pendant le siége de Paris
Pharmacien de première classe
Ancien interne des hôpitaux de Paris

PARIS

ADRIEN DELAHAYE, LIBRAIRE-ÉDITEUR

PLACE DE L'ÉCOLE-DE-MÉDECINE

1874

LA PIERRE DANS LA VESSIE

PARIS — IMPRIMERIE DE PILLET FILS AINÉ
5, RUE DES GRANDS-AUGUSTINS

LA
PIERRE DANS LA VESSIE

AVEC INDICATIONS SPÉCIALES

SUR LES MOYENS DE LA PRÉVENIR, SES PREMIERS SYMPTOMES

ET

SON TRAITEMENT PAR LA LITHOTRITIE

PAR

WALTER J. COULSON

Chirurgien à St. Peter's Hospital et à Lock Hospital pour la pierre et les autres maladies
des organes urinaires

TRADUIT DE L'ANGLAIS

PAR

HENRI PICARD

DOCTEUR EN MÉDECINE

Ancien médecin traitant à l'hôpital militaire d'Ivry pendant le siége de Paris
Pharmacien de première classe
Ancien interne des hôpitaux de Paris

PARIS

ADRIEN DELAHAYE, LIBRAIRE-ÉDITEUR

PLACE DE L'ÉCOLE-DE-MÉDECINE, 23

—

1874

PREFACE.

Le but principal de ce livre est d'attirer spécialement l'attention sur les premiers symptômes de
la pierre dans la vessie, et d'exposer brièvemen
le traitement le plus efficace et le plus simple de
cette maladie et aussi certains états qui prédis-
posent à la formation de la pierre, et de donner en
même temps un aperçu du traitement préventif.

J'ai laissé à la première partie de mon sujet la
forme de leçons; elles sont telles qu'elles ont été
faites cet été à Saint-Peter's Hospital. En plaçant
ces leçons avant la seconde partie de cet ouvrage,
c'est-à-dire avant le traitement préventif, je me
suis peut-être posé à un point de vue chirurgical;
mais j'ai à cœur de faire ressortir aux yeux du
lecteur l'importance qu'il doit attacher aux premiers symptômes de la pierre, car de la découverte

hâtive des affections calculeuses dépend le succès chirurgical.

En ce qui concerne les leçons sur la lithotritie et le traitement consécutif à cette opération, je ne puis reconnaître trop hautement les avantages que j'ai retirés de ma présence à l'hôpital Necker, dans le service de feu M. Civiale, des démonstrations de mon professeur, M. Bazin, sur ce sujet, et des occasions que j'ai trouvées dans la pratique de M. Coulson.

Les chapitres sur le traitement préventif doivent une grande partie de leur valeur à mon ami le docteur Broadbent, avec lequel j'ai discuté à fond les différents points que j'ai traités, et auquel je suis aussi redevable de l'examen approfondi qu'il a fait de tous les cas que j'ai pu lui procurer.

Cette division de mon travail a été arrêtée bien longtemps avant que j'eusse commencé mes leçons. Je ne dois pas non plus oublier mes obligations envers le docteur Roberts, dont les expériences précieuses sur les moyens de dissoudre la pierre, publiées dans le vol. xlviii des *Medico-Chirurgical Transactions* et réunies depuis dans son ouvrage sur les maladies des organes urinaires et rénaux, ont attiré toute l'attention qu'elles méritaient. Toutefois, le traitement préventif du calcul diffère du traitement dissolvant en ce que le but du premier est de prévenir la tendance à la formation de la pierre, tandis que celui du second est de l'enlever, quand elle est formée. Je suis intimement convaincu de la grande utilité du traitement préventif, car sur des malades soumis à mon observation et opérés par moi, ce traitement m'a fourni les moyens de combattre avec efficacité la tendance de la maladie à la récidive.

PREMIÈRE LEÇON

Les premiers symptômes de la pierre dans la vessie et les meilleurs moyens de la trouver, tel est le sujet dont nous avons fait choix pour cette première leçon, dans cet hôpital. Ce sont là, en effet, des questions de la plus haute importance pour tous ceux qui s'occupent du traitement des affections calculeuses. Le succès relatif obtenu dans le traitement de la plupart des maladies dépend, en grande partie, de la plus ou moins longue durée de l'affection à laquelle il a été appliqué ; cette théorie générale est surtout applicable aux affections des organes génito-urinaires. Dans les retrécissements, par exemple, la lésion primitive qui leur a donné naissance étant découverte de bonne heure, le chirurgien peut en avoir facilement raison, sans que le patient coure aucun danger sérieux. Si, au contraire, cette lésion n'a pas encore été reconnue, les conséquences peuvent être des plus graves. Non-seulement, dans ce dernier cas, les moyens de remédier au retrécissement sont moins efficaces, mais encore les effets secondaires sont beaucoup plus sérieux. Les maladies de la vessie et des reins qui succèdent généralement aux rétrécissements longtemps négligés, sont la preuve de cette assertion. Mais, si considérable que soit l'utilité de découvrir à temps un rétrécissement, il est bien plus important encore de savoir reconnaître les premiers symptômes de la pierre ; le rétrécissement en lui-même cède plus facilement au traitement, et, qu'il soit découvert plus ou moins tard, le chirurgien peut toujours choisir entre les mêmes moyens d'y remédier ; tel n'est pas toujours le cas dans les affections calculeuses. Quand une pierre a séjourné longtemps dans la vessie, la lithotritie peut cesser d'être applicable, soit à cause de la grosseur du calcul, soit parce que la présence de la pierre a mis la vessie elle-même dans de mauvaises conditions. Dans ces circonstances, il faut avoir recours à la lithotomie, qui est une opération bien plus hasardeuse. Du reste, dans tous les cas, et quelle que soit l'opération à laquelle on ait recours, le danger est toujours proportionné au volume de la pierre.

En examinant les premiers symptômes de la pierre, je dois dire tout d'abord qu'ils ne sont pas toujours de même nature. On observe les plus grandes différences aux deux extrémités de la vie : l'enfance et la vieillesse ; et même chez les personnes du même âge, on rencontre les phénomènes les plus dissemblables. Chez l'enfant, les symptômes sont généralement très-aigus ; il n'en est pas ordinairement ainsi chez l'homme plus âgé ; aussi les enfants calculeux sont-ils presque toujours examinés dès le début de la maladie, tandis que les vieillards portent une pierre très-longtemps sans s'en douter.

Il est à peu près inutile que j'énumère ici les premiers symptômes de la pierre chez l'enfant; ces symptômes sont ceux dont on trouve l'énumération dans le premier livre théorique venu. Ces symptômes, décrits par les autorités scientifiques, sont ceux qui devraient toujours se montrer ; quoique cependant, chez beaucoup de malades, la plupart n'aient pas lieu. Chez l'enfant, le plus petit calcul vésical produit généralement les effets suivants : irritation de la vessie accompagnée d'incontinence d'urine ; douleur intense pendant et après la miction, douleur que les enfants cherchent à calmer en allongeant le prépuce ; efforts violents pendant la miction, amenant souvent le prolapsus du rectum et quelquefois du sang dans les urines. J'ai enlevé dans cet hôpital, à un enfant de quatre ans, une pierre pesant onze grains. Comme nous allons le voir, elle avait donné lieu à la plupart des symptômes aigus qui ont été décrits.

C. L., âgé de 4 ans, a été admis à l'hôpital Saint-Pierre, le 25 juin 1866. Voici les symptômes observés par son père, qui nous les décrit de la manière suivante : L'enfant rend souvent du sang avec l'urine, et se plaint vivement après avoir fini d'uriner, ce qui se renouvelle plus de vingt fois en vingt-quatre heures. Les fèces s'échappent fréquemment pendant les efforts de miction; le jet d'urine s'arrête parfois brusquement, ce qui occasionne de temps en temps une violente douleur. Ces phénomènes ne remontent qu'à un mois. La santé générale de l'enfant est bonne; les fonctions intestinales régulières, la langue satisfaisante.

28 *juin*. Il a été nécessaire de chloroformer l'enfant pour le sonder, opération qui a fait constater la présence d'une petite pierre. L'enfant étant très-effrayé, on le laissa s'accoutumer à la personne chargée de le garder, jusqu'au 13 juillet: ce jour-là, on entretint la liberté des intestins par l'administration d'huile et d'un lavement, et la taille latéralisée fut pratiquée sans présenter aucune difficulté. La pierre extraite pesait onze grains et avait la forme d'un gros haricot allongé. Le 2 août, l'enfant sortit guéri de l'hôpital.

Chez les vieillards, ces symptômes aigus se rencontrent rarement, quand même la pierre atteint des proportions quatre fois plus considérables. La perte de la sensibilité vésicale, par suite du progrès de l'âge, semble expliquer ce phénomène. De toute façon, il ne faut pas, selon moi, insister par trop sur ce que l'on peut appeler les symptômes exagérés de la pierre. Lorsque ces symptômes apparaissent dans la vieillesse, ils indiquent généralement un calcul à surface rugueuse ou volumineux et de formation ancienne, dont la présence a causé l'inflammation de la vessie. Il résulte de cela que généralement depuis l'enfance jusqu'à l'âge adulte, les symptômes sont aigus parce qu'alors la vessie est saine; il est rare, en effet, de rencontrer avant cet âge une altération des tissus de la vessie, à

moins qu'un rétrécissement n'ait causé une altération quelconque. Mais après cette époque, la formation du calcul vésical peut être la conséquence
d'un inflammation chronique de la vessie, et, dans
ces circonstances, sa présence se révèle par une
exacerbation de tous les symptômes. On peut donc
dire que, règle générale, les premiers symptômes
de la pierre sont plus typiques dans la jeunesse que
chez la majorité des malades plus âgés. Cependant
je citerai, comme exception à cette règle, le cas
suivant; c'est celui d'un vieillard de 65 ans, qui m'a
tout dernièrement consulté; je le cite avec d'autant
plus d'empressement qu'à d'autres points de vue
encore il est des plus intéressants.

Au mois de janvier de cette année, ce sujet prit froid
en sortant d'une réunion; il éprouva une légère douleur à
la région lombaire droite et, pendant quelques jours, son
urine prit une teinte noirâtre, semblable à du café, indice de
la présence du sang. Le malade garda le repos pendant une
semaine, et les symptômes disparurent. Je le vis peu de jours
après, et il me parut bien portant. Le 11 mai, il vint me re-
trouver, m'apportant une fiole d'urine, mélangée de sang,
qu'il avait rendue la veille, après avoir eu froid de nouveau.
Je ne trouvais pas dans cette urine plus d'albumine que n'en
comportait la quantité de sang rendue avec elle. Les corpuscules sanguins étaient très-nombreux et altérés par leur séjour
dans l'urine. Il n'y existait aucune trace d'épithélium vésical.
De cette observation et de ce que je connaissais du malade,
je conclus que le sang venait du rein. Le malade s'en retourna
à la campagne, et au bout de huit jours éprouva des symptômes indiquant le passage, dans l'urètre, d'un gravier venant
du rein droit. Ces symptômes furent suivis d'autres plus aigus

encore, tels que : besoin incessant d'uriner, accompagné d'efforts violents, n'amenant que de très-petites quantités d'urine. Ces efforts fréquents et infructueux rendirent douloureuse toute la région abdominale, à partir du col de la vessie. Quoique l'heure fût avancée, le malade fut si effrayé de cet état que, croyant être pris d'inflammation, il envoya chercher son médecin, qui habitait à quelques lieues. Au bout de quelque temps, la douleur se calma, et quand je le vis peu après, il n'éprouvait plus qu'une sensation désagréable au col de la vessie et à l'extrémité du pénis. En le questionnant, j'appris de lui qu'il s'était senti plus mal depuis et pendant son voyage en chemin de fer. Ayant tout lieu de croire que j'avais affaire à une petite pierre, je lui proposai de l'examiner; mais il désira retourner chez lui avant l'opération, et pendant cet intervalle il éprouva de nouveau, et avec autant d'acuité, les mêmes symptômes d'irritation vésicale, et rendit un petit calcul anguleux d'acide urique.

Vous aurez remarqué qu'après les douleurs violentes qui avaient dénoté la présence d'une pierre, les symptômes inquiétants se calmèrent graduellement et ne reparurent pas, tant que le malade resta au repos; ils se montrèrent de nouveau, mais légèrement, après son voyage à la ville, et s'aggravèrent à son retour chez lui. Le voyage en chemin de fer et l'exercice produisirent sur la membrane muqueuse l'effet de tout corps étranger frottant sur la surface vésicale. Ce cas est des plus instructifs et démontre un fait sur lequel je désire fixer plus particulièrement votre attention; il vous fait voir les effets directs et mécaniques produits par la présence d'un corps étranger dans la vessie. Les indications les plus sûres et les meilleures pour reconnaître de bonne heure une pierre vous seront fournies par les résultats de l'exercice, en concentrant votre attention sur ce point, en vous rendant compte des conditions qui aggravent les symptômes et en réfléchissant si ces symptômes sont ceux qui normalement doivent résulter des effets mécaniques d'un corps étranger dans la vessie. Les principaux symptômes qui indiquent avec le plus de certitude des lésions mécaniques sont l'hémorrhagie, la douleur et l'irritation.

La présence du sang dans l'urine est plus fréquemment qu'on ne pense un des premiers symptômes de la pierre; et sa plus ou moins grande quantité à des moments différents a une grande signification. Il peut en exister peu ou beaucoup ; mais quand il s'en rencontre, c'est après l'exercice, et la quantité expulsée est en raison de la durée et de la nature de cet exercice. Chez les calculeux, il arrive souvent que ce qui les effraye et les décide à appeler le médecin est justement la présence du sang dans leur urine. Je pourrais vous citer, dans ma pratique, plusieurs exemples frappants de ce que j'avance; mais je me contenterai de vous rapporter celui qui va suivre :

Un individu, âgé de 67 ans, me consulta au mois d'octobre de l'année 1862. Au mois de septembre de l'année précédente, au retour d'une chasse à cheval, il rendit un peu de sang avec l'urine. Ce symptôme disparut avec le repos. Il essaya de nouveau de chasser au mois d'octobre, et le sang reparut. Il consulta alors un praticien éminent de Londres, qui ne considéra pas ces symptômes comme produits par une pierre. Dans les premiers jours de novembre, nouvel essai de chasse, et aussitôt réapparition du sang. Le malade fut alors sondé, sans que l'opération fît découvrir de pierre. On lui conseilla cependant de ne plus chasser à cheval, ce qui pour lui, propriétaire de meute, était une grande privation. Au commencement de la saison suivante, ne tenant aucun compte de cet avis, il remonta à cheval, ce qui lui occasionna un nouveau pissement de sang. Lorsqu'il me consulta, il me dit que la marche lui causait de temps à autre de l'incontinence et augmentait les envies d'uriner. Mettant à part ces deux symptômes importants, je lui déclarai, ainsi qu'à son médecin, que j'étais certain de la présence d'un corps étranger parfaitement mobile dans la vessie, corps étranger qui provoquait cette hémorrhagie après l'exercice, laquelle cessait par le repos. J'étais d'autant plus certain de mon diagnostic, qu'un examen préalable ne m'avait fait découvrir aucun rétrécissement de l'urèthre ni aucune affection des reins.

28 *octobre.* Je fus appelé en consultation avec M. Stevens, médecin du malade. La vessie ayant été vidée, nous y injectâmes quatre onces d'eau. J'y introduisis alors le lithotriteur, et, après quelques difficultés, je parvins à saisir une pierre de la grosseur d'une amande, reposant sur le bas-fond de la vessie, un peu à droite de la ligne médiane. Ce calcul fut immédiatement brisé, et je retirai l'instrument.

Il est d'autres cas où un exercice modéré peut amener le mélange du sang, mais en si petite quantité que sa présence ne se révèle pas à l'œil nu : il faut alors avoir recours au microscope pour arriver à un diagnostic exact.

Un individu, âgé de 68 ans, me consulta il y a trois ans, pour les symptômes suivants : depuis quatre ou cinq mois, il remarquait qu'après une marche de quelques heures les

urines devenaient plus foncées, et que l'exercice donnait lieu
à des besoins plus fréquents d'uriner. A mes questions, il ré-
pondit qu'il éprouvait une légère incommodité à la région vésicale, mais que cette sensation ne pouvait s'appeler douleur.
De cette absence de douleur, il en était arrivé à être persuadé
que l'état de ses urines dépendait d'une affection des reins.
Son médecin, d'ailleurs, partageait cette conviction. Il crai-
gnait beaucoup toute espèce d'examen, et les symptômes qu'il
éprouvait n'étaient pas assez caractérisés pour m'autoriser à
les lui conseiller. Je fus par conséquent obligé de m'en tenir à
un examen microscopique de l'urine. J'examinai donc l'urine
rendue après l'exercice et celle rendue à la suite du repos.
Cette dernière contenait quelques globules de pus et quelques
corpuscules sanguins, et de temps en temps un fragment
d'épithélium vésical. L'urine rendue après l'exercice renfer-
mait un bien plus grand nombre de globules sanguins, et de
nombreux débris d'épithélium détachés de la membrane muqueuse de la vessie. Cette différence indiquait la présence d'un
corps étranger, et quelques cristaux d'acide urique démon-
trèrent quelle en était la nature. Fort de mon opinion, je dé-
cidai le malade à se soumettre à l'examen ; j'introduisis le
lithotriteur, et je réussis, presque sans difficulté, à saisir un
petit calcul.

J'ai choisi ces deux cas parce qu'ils démontrent
quelle est la valeur diagnostique de l'hématurie dans
les premiers symptômes de la pierre. Dans les deux
cas, ce fut ce symptôme qui confirma mes doutes
sur la présence d'un corps étranger dans la vessie.
Quand un malade redoute l'opération et qu'il s'agit
de lui persuader qu'il est utile pour lui de se laisser
examiner, il est très-important d'être convaincu
soi-même de la nécessité d'un examen ; et cette

conviction doit reposer sur des motifs concluants ;
c'est, en effet, ce qui donne confiance au malade
aussi bien qu'au chirurgien.

La douleur est, parmi les premiers symptômes,
un de ceux qui ont le plus d'importance, après
l'hématurie. Elle se fait sentir à la vessie, au rectum, au périnée ou au pénis. Certaines conditions
influent ordinairement sur elle ; ce sont : l'absence
ou la présence de l'urine dans la vessie, la contraction de ce viscère, l'exercice, la position, etc.

Lorsque ce symptôme existe, un examen attentif
des circonstances qui le font naître, le calme ou
l'augmente en fait un signe pathognomonique,
même comme prodrome. Je dis quand ce symptôme
existe, car il fait souvent défaut parmi les prodromes et manque même quelquefois quand le calcul
a atteint un volume moyen. On peut donner de ce
phénomène les quatre explications suivantes que
j'énumère d'après leur ordre de fréquence : une
hypertrophie de la prostate formant une cavité derrière cette glande ; une faiblesse de la vessie qui
l'empêche de se vider complétement ; une vessie à
cellules ; enfin une vessie dont la sensibilité est
affaiblie par les progrès de l'âge.

La première de ces conditions est la conséquence
d'une hypertrophie de la prostate, surtout du lobe
médian, disposition qui a pour effet d'élever l'ouverture interne de l'urèthre au-dessus du niveau du
trigone vésical et de former ainsi une poche. Une
petite pierre produit généralement peu de douleur

dans ces conditions, à moins que le malade
n'éprouve une commotion violente, car la conformation de la prostate forme un obstacle mécanique
à l'obstruction que le calcul pourrait exercer contre
l'orifice interne de l'urèthre pendant la miction.
Comme cette disposition entrave aussi les contrac-
tions de la vessie, elle épargne au malade la douleur
que lui ferait éprouver la compression d'une pierre
entre les parois vésicales, une fois la vessie vidée.

La seconde condition, l'atonie, produit un effet
semblable; elle équivaut à une paralysie partielle
ou complète et, aussi longtemps qu'il n'y a pas de
distension exagérée de la vessie, la région n'est pas
douloureuse. Lorsque tel est l'état de la vessie et
que j'ai lieu de soupçonner l'existence d'une pierre,
la douleur aiguë, provoquée par le cathétérisme
évacuatif, vient confirmer mes doutes.

La vessie à cellules est la conséquence d'une
hypertrophie des fibres musculaires, entre lesquelles des portions de la membrane muqueuse
viennent faire hernie. Lorsqu'une pierre s'enkyste
dans une de ces dépressions, sa présence se fait à
peine sentir. Quand la vessie est dans cet état et
qu'on a constaté l'existence d'une pierre, on peut
hésiter sur le genre d'opération qu'il faut employer,
si toutefois on s'est résolu à l'opération.

La dernière condition dont nous avons parlé est
fréquente chez les vieillards, à l'époque où la vessie
semble avoir perdu à un très-haut degré sa sensibilité normale. C'est dans les cas de ce genre que l'on

commet souvent des erreurs de diagnostic. Nous en trouvons un exemple dans les deux observations que nous avons rapportées plus haut, observations dans lesquelles l'apparition du sang a été le premier symptôme qui ait attiré l'attention, bien que les malades n'eussent pas ressenti une gêne trop grande. Néanmoins, souvent la douleur est un des symptômes de la pierre, et, lorsque cette douleur se montre dans certaines conditions et accompagnée de certains symptômes, elle est presque à coup sûr pathognomonique. Quand la pierre s'engage dans l'orifice de l'urèthre, elle cause une douleur aiguë accompagnée d'interruption brusque de l'écoulement d'urine, ce qui provoque de violents efforts, jusqu'à ce que le flot d'urine reprenne son cours par suite d'un changement de position. Cet accident se rencontre plus fréquemment, comme symptôme primitif, chez les jeunes gens que chez les vieillards, quoique nous l'ayons observé chez un homme de 65 ans, dont nous avons parlé. Le fait suivant est intéressant et fait voir l'influence qu'exerce la position sur la douleur.

Un magistrat des plus distingués me consulta, pour la première fois, au mois de novembre 1863. Quelques mois auparavant, on lui avait retiré de la vessie un petit calcul, et, à plusieurs reprises, il s'était échappé, sans opération chirurgicale, plusieurs petits calculs d'acide urique. A sa demande, je lui passai le lithotriteur et broyai une menue concrétion. A trois reprises différentes, je lui enlevai des graviers au moyen d'un lithotriteur en curette; une autre fois, je lui retirai trois petits calculs, dont le plus gros n'était pas plus volumineux qu'un grain de blé; et il y a quatre mois encore, un de même dimension. Ce magistrat s'aperçoit de la présence du moindre corps étranger dans la vessie, par la sensation qu'il en éprouve; c'est celle qui est particulière à la râpe. Elle donne lieu à une sorte de frisson, et le croisement des jambes provoque une légère douleur. Chaque fois que ces symptômes apparaissent, il vient me consulter pour que je lui passe le lithotriteur, et jamais je ne l'ai trouvé en défaut.

Une douleur aiguë, ressentie à l'extrémité de la verge après la miction, est ordinairement un symptôme de pierre qui se fait sentir dès les premiers temps. Cette douleur provient d'une compression de la pierre contre les parois de la vessie.

On ne saurait trop insister sur la valeur diagnostique de la douleur consécutive à la miction, puisqu'elle est la conséquence de l'effet mécanique dont nous avons parlé. C'est un symptôme qui existe presque toujours chez les malades qui peuvent vider leur vessie. La douleur peut siéger au col ou s'étendre à toute la vessie; mais plus souvent elle se fait sentir à l'extrémité de la verge et persiste parfois quelques minutes après la miction. L'apparition de la douleur en ce point est la conséquence de l'irritation vésicale provoquée, soit par présence d'un corps étranger, soit par l'existence d'une affection quelconque; on l'explique en faisant remarquer que l'impression produite sur les branches du plexus sacré, qui se distribuent à l'enveloppe muqueuse de la vessie, se propage aux ramifications du même plexus dont les filaments s'étendent jusqu'à l'extrémité du pénis.

Ce symptôme prédominait chez un malade auquel j'ai enlevé un calcul par broiement, il y a huit ans. Il me consulta de nouveau cette année pour ce même symptôme, et fut admis dans cet hôpital. Je trouvai un calcul et il sortit guéri après la deuxième séance.

La douleur à laquelle donnent lieu les commotions brusques, comme l'exercice du cheval et les secousses de la voiture, constitue un symptôme dominant qui apparaît souvent dès le début. La douleur se fait parfois sentir au col de la vessie, au rectum et plus communément à l'extrémité de la verge. Mais pour être en droit d'attacher l'importance qu'ils méritent à ces phénomènes douloureux, on ne peut être trop minutieux dans les questions, afin de se bien convaincre s'ils sont ou non le résultat de la présence d'un corps étranger. Dans d'autres affections des organes des voies urinaires, il peut exister de la douleur dans la vessie et à l'extrémite de la verge; du sang peut se montrer dans les urines, etc. Mais examinez attentivement ces symptômes l'un après l'autre, suivez-les de près et remarquez bien comment et à quel moment ils se produisent, et, de cette façon, vous pourrez généralement vous rendre compte s'ils sont dus à l'action mécanique d'un corps étranger dans la vessie.

Le troisième symptôme auquel nous faisons allusion comme indiquant une lésion mécanique, est l'irritation vésicale qui engendre de fréquentes envies d'uriner et quelquefois de l'incontinence d'urine. Ces symptômes, quand ils sont isolés, ont peu d'importance et ne doivent certainement pas être considérés comme caractéristiques, quoiqu'ils acquièrent une réelle importance quand ils apparaissent avec d'autres. Pour les apprécier à leur juste valeur, il est nécessaire de se rendre compte d'abord, par élimination, s'ils ne dépendent pas d'autres causes, car l'un de ces symptômes ou même tous les deux peuvent provenir de l'acidité de l'urine. On les rencontre, en outre, fréquemment dans presque toutes les affections prostatiques ou vésicales et aussi dans les rétrécissements anciens. En même temps, il faut bien se rappeler que le calcul vésical engendre souvent de l'inflammation de la vessie, et j'ai observé un cas d'uréthrite présentant tous les caractères de la gonorrhée aiguë produit par une pierre dans la vessie.

A la fin de l'an dernier, j'ai opéré de la pierre un malade qui avait été traité pendant plusieurs mois dans cet hôpital et dans Guy's Hospital pour un rétrécissement spasmodique, et je fus même obligé de dilater le rétrécissement pour faire la lithotritie. Une douleur aiguë persistante et l'état muco-purulent de l'urine éveillèrent mes soupçons. Dans ce cas c'était, en effet, l'indice d'une inflammation de la vessie, inflammation qui se continuait malgré le soulagement produit par la dilatation du rétrécissement. Dans les cas de ce genre, une exploration attentive de l'urèthre et de la prostate, et l'examen chimique et microscopique de l'urine, jetteront de la lumière sur le diagnostic. Aussi ces symptômes, sans être caractéristiques, ont-ils une grande valeur diagnostique quand ils sont sainement appréciés et accompagnés d'autres phénomènes, car ils se montrent généralement parmi les prodromes.

J'ai développé avec détail la première partie de ma leçon, au risque de paraître long. J'ai agi de la sorte afin de donner plus de valeur au sujet que j'avais en vue, c'est-à-dire au diagnostic de la pierre commençante et à son traitement quand le calcul est encore petit. Mon but était de tracer la règle qu'il faut suivre dans les affections calculeuses et d'éviter ainsi au chirurgien la responsabilité d'avoir méconnu la présence d'une pierre, avant qu'elle n'ait atteint un gros volume.

Les travaux de Civiale ont amené dans le traitement de la pierre des transformations qui font que le chirurgien n'est plus forcé de soumettre son malade à des opérations dont il est effrayé. Cette affection ne serait même plus considérée comme dangereuse, si on pouvait la combattre dès sa naissance. Si nous avons l'intention d'obtenir des succès dans cet hôpital, si nous ne cherchons pas seulement pour nous-mêmes, mais si nous travaillons véritablement dans le domaine chirurgical, nous ne devons pas seulement nous contenter d'acquérir une grande dextérité opératoire, quoique ce soit un point fort important, mais nous efforcer, par tous les moyens qui sont à notre disposition, d'assurer la certitude du diagnostic. En agissant ainsi, un succès sans précédent dans le traitement de ces affections, dans ce pays et dans les autres, sera notre récompense.

J'en arrive maintenant à la seconde partie de mon sujet, c'est-à-dire à la meilleure méthode de découvrir la présence d'un calcul par l'examen. Et d'abord, en ce qui concerne les enfants, on réussira généralement au moyen d'un cathétérisme prudent et en observant certaines précautions. Il est presque impossible d'examiner complétement et d'une manière satisfaisante un très-jeune enfant sans le soumettre à l'action du chloroforme, serait-on même assisté d'assez de monde pour empêcher ses mouvements. En effet, le plus souvent, la première conséquence de l'introduction d'un instrument sera un écoulement d'urine, puis un prolapsus du rectum, et très-probablement une action sur les intestins. Dans ces circonstances un examen, quelque minutieux qu'il soit, ne fera souvent pas trouver une petite pierre. Aussi je préfère toujours l'emploi du chloroforme.

La meilleure sonde est celle qui a été introduite dans la pratique, il y a quelques années, par Sir William Fergusson. La partie droite de cette sonde est étroite, du calibre n° 5 environ; son extrémité est courte et renflée. Cet instrument est très-mobile dans l'urèthre; son renflement, peu allongé et

semblable à un lithotriteur, permet de le manœuvrer librement dans la vessie. Vous verrez de suite,
en la comparant à l'ancienne sonde, la supériorité
qu'il faut lui accorder pour les explorations. Je vous
montre ici d'autres sondes perforées comme des
cathéters ; elles sont utiles quand la vessie est vide,
parce qu'elles permettent d'injecter facilement la
quantité d'eau nécessaire. Quant à moi, je donne
la préférence à la sonde pleine, car, si la vessie est
vide et que le patient soit chloroformé, une seconde
introduction n'a pas grande importance. Quand
j'emploie cet instrument, je commence généralement par décrire, en partant du col de la vessie,
une série de demi-tours, d'abord d'un côté, puis
ensuite de l'autre, tandis que je passe légèrement
l'instrument en arrière sur le bas-fond. Si je n'ai
rien découvert, j'introduis mon doigt dans le rectum et je recommence la même manœuvre. Cette
manière de faire permet d'affirmer presque avec
certitude que toutes les parties de la vessie ont été
explorées.

Je me rappelle très-bien le cas d'un enfant qui
présentait tous les symptômes de la pierre et chez
lequel je ne pus découvrir le calcul avec la sonde
jusqu'à ce que j'eusse introduit mon doigt dans le
rectum. Je pus sentir alors distinctement, à travers
le septum, la pierre qui reposait sur le bas-fond de
la vessie et la faire résonner sans difficulté sur
mon instrument. Au reste, chez la plupart des
jeunes enfants, on pourra presque toujours sentir

avec le doigt, à travers le septum recto-vésical, une pierre de n'importe quel volume.

Cette méthode d'exploration n'est pas aussi satisfaisante pour les adultes; chez eux, la cavité à examiner n'est pas seulement plus vaste, mais encore elle est quelquefois altérée par la maladie, et, malgré les recherches les plus minutieuses, une sonde ne fera pas toujours reconnaître la pierre au chirurgien. Les plus habiles éprouvent chaque jour des insuccès. Pour le chirurgien habitué à pratiquer la lithotritie, la sonde n'est pas un instrument satisfaisant pour l'exploration de la vessie, que celle-ci soit saine ou malade. Avec cet instrument, même après des explorations répétées, on ne peut avoir la certitude de l'absence d'une pierre. L'histoire de la chirurgie est remplie de faits démontrant le peu de certitude des explorations vésicales pratiquées au moyen d'une sonde ordinaire. Aussi, quand les symptômes me font soupçonner la présence d'un corps étranger, j'explore toujours, si on m'en laisse libre, avec un lithotriteur. J'agis ainsi, à plus forte raison, quand d'autres explorations ont été infructueuses. Bien des fois, les malades m'ont assuré que l'emploi de cet instrument leur avait causé moins de douleurs que les cathétérismes précédents. En s'efforçant de faire résonner la pierre en la frappant, on soumet la vessie à des chocs qui produisent de la douleur et de l'irritation. Aussi, toute espèce d'examen causant de la douleur, je ne l'entreprends jamais que sûr de mon fait, et alors je le pratique aussi complet que possible. Il n'est pas, dans ce cas, d'instrument plus utile que le lithotriteur. Je suis intimement convaincu que les explorations pratiquées à l'aide de cet instrument ne sont, en aucune façon, plus douloureuses que celles dans lesquelles on se sert de la sonde et du cathéter. J'ai insisté sur ce fait, en 1864, dans un mémoire que j'ai lu devant la Société médicale de Londres, et ma pratique, depuis cette époque, a confirmé pleinement mon opinion sur les avantages de ce genre d'examen.

Je pourrais appuyer cette partie de ma leçon de nombreux exemples empruntés aussi bien à la pratique hospitalière qu'à la pratique privée, dans lesquels j'ai réussi à trouver la pierre là où les chirurgiens les plus habiles avaient méconnu sa présence en faisant usage de la sonde. Cette année seulement, nous avons observé trois cas de ce genre; les malades avaient été examinés dans cet hôpital avec la sonde; deux d'entre eux avaient même été soumis, autre part, au même genre d'exploration. Ces insuccès de la sonde dans les recherches des calculs sont un argument puissant en faveur de l'emploi du lithotriteur, car, comme je viens de le dire, le chirurgien a pour devoir d'épargner à son malade les souffrances d'un examen inutile, s'il a de bonnes raisons pour croire à la présence d'une pierre dans la vessie.

L'exploration avec le lithotriteur présente d'autres avantages sérieux : il donne le moyen de reconnaître exactement l'état de la vessie, sa capacité, sa sensibilité, le volume de la pierre, si elle existe. Il permet aussi de reconnaître si les symptômes sont le résultat de la présence d'un corps étranger d'une autre espèce, tel qu'une excroissance polypeuse; on reconnaît s'il existe des poches dans la vessie, et si, par conséquent, la pierre est enkystée. Mais, un avantage plus grand que les précédents, c'est la possibilité d'opérer sur le moment et d'épargner de cette façon au malade l'appréhension d'une opération. D'un autre côté, comme je l'ai dit plus haut, l'exploration et le broiement, adroitement pratiqués, n'occasionnent pas au patient plus de douleur qu'un cathétérisme ordinaire. En suivant dans l'exploration les règles que nous allons donner et qui s'appliquent à toutes les manœuvres pratiquées sur l'urèthre ou la vessie, on évite toute douleur inutile. Les deux mots d'ordre de M. Civiale, au sujet de ces manœuvres, étaient : *Doucement et lentement.* On ne peut mettre trop de prudence et de douceur à introduire l'instrument dans l'urèthre et à le tourner dans la vessie. Évitez, autant que possible, tout mouvement latéral et empêchez votre instrument de comprimer, par son poids, le col de la vessie. Tenez l'instrument avec légèreté pendant que vous ouvrez et refermez les branches; tenez-le aussi fermement que possible quand vous aurez saisi la pierre et que vous serez pour la broyer.

Avant tout, ne fatiguez pas la vessie par une exploration trop prolongée; faites un examen complet de chaque partie de ce viscère et vous vous épargnerez ainsi la nécessité de revenir deux fois au même point. Je vous montrerai, dans ma prochaine leçon, de quelle manière on obtient ce résultat.

DEUXIÈME LEÇON

Dans ma première leçon, j'ai essayé de vous démontrer combien il était important de reconnaître les premiers symptômes de la pierre dans la vessie, et j'ai prouvé, en vous apportant des faits à l'appui, la grande valeur de certains symptômes prédominants et de l'influence qu'exerce sur eux l'exercice et le repos. J'ai aussi recommandé l'usage du lithotriteur que je préfère à la sonde pour explorer la vessie chez l'adulte, et en terminant ma leçon, j'ai examiné, devant vous, un malade avec le lithotriteur de M. Civiale. Vous avez pour la plupart assisté à cet examen, et vous serez, je le crois, de mon avis, quand je prétends que cette exploration n'a pas paru occasionner au malade plus de souffrance que le cathétérisme ordinaire, tout en fournissant au diagnostic un résultat beaucoup plus satisfaisant et plus sûr.

Mon intention, dans la leçon d'aujourd'hui, est de vous entretenir : d'abord du traitement prépa-

ratoire qu'il faut faire subir au malade avant l'opération de la lithotritie, et secondement de la description de l'opération elle-même.

Pour ce qui est du traitement préparatoire dans
les cas ordinaires, je puis prendre, comme exemple,
le malade que j'ai examiné devant vous à la dernière leçon. Cet individu, entré à l'hôpital la veille
de l'exploration, venait en chemin de fer de Shef-
field, et nous dit avoir été opéré de la pierre deux
ans auparavant à Saint-Bartholomée Hospital. Il
était intimement persuadé, d'après les symptômes
qu'il éprouvait, que la même affection s'était re-
nouvelée chez lui. Je lui fis garder le lit toute la
matinée et lui prescrivis de retenir son urine deux
heures avant la visite. Cette précaution lui permit
de supporter un examen complet et assez long
sans trop souffrir.

Règle générale, c'est la seule préparation à
laquelle il faille soumettre le patient qui doit subir
la lithotritie, et quand on en a la possibilité, les
mêmes précautions doivent être prises quand les
symptômes exigent l'examen de la vessie.

Ces précautions sont souvent négligées. J'y attache cependant une grande importance, surtout
dans certains cas, et comme notre but doit être
d'éviter tout risque inutile, je conseille d'y avoir
toujours recours. En même temps, il faut se garder
de fatiguer la vessie; aussi faut-il demander au
malade combien de temps il peut retenir ses urines
sans souffrir. En effet, si au moment de l'explora-

tion un pressant besoin d'uriner vient s'ajouter à
l'irritation de la vessie, l'urine s'échappera presque
toujours involontairement au moment où l'instrument arrivera dans l'organe. Ordinairement il
s'accumule dans la vessie, en l'espace d'une heure
ou d'une heure et demie, une quantité suffisante
d'urine, quatre onces environ; la plupart des malades retiendront facilement cette quantité d'urine,
s'ils gardent exactement le repos. Si cela n'est pas
possible et si les symptômes d'irritation sont récents, il est préférable d'attendre que l'irritation
soit calmée, ce qui arrive le plus souvent après
quelques heures de repos, surtout quand elle est
provoquée par la présence d'un corps étranger. On
a trop souvent l'habitude, dans les hôpitaux et en
ville, d'examiner les malades dès la première fois
qu'ils vous consultent; de cette manière, on mé-
connaît souvent la présence de la pierre, le malade
se trouvant dans l'impossibilité d'endurer un examen complet.

Certains malades, le plus grand nombre peut-
être, n'éprouvent généralement aucun mal des explorations ordinaires; d'autres, et surtout ceux
qui n'ont pas été habitués au contact des instruments, souffrent beaucoup, non-seulement pendant
l'examen, mais aussi les jours suivants, à cause de
l'ébranlement que leur causent les manœuvres. Il
est, en effet, impossible de prévoir les conséquences
d'une exploration chez des malades qui n'y ont
jamais été soumis, car on en a vu chez lesquels,

malgré la plus extrême prudence, l'ébranlement produit a été la cause d'une fièvre d'irritation. Dans tous les cas, cependant, il faut éviter d'introduire une seconde fois l'instrument inutilement, car le patient devient ainsi moins capable de supporter le contact de cet instrument avec la vessie. Un examen complet devient alors impossible. Aussi, quand je le peux, j'évite les injections préliminaires; c'est là un point sur lequel j'ai beaucoup insisté dans un mémoire lu à la Société médicale, il y a quelques années.

Chaque fois que les symptômes vous portent à soupçonner l'existence d'un corps étranger, il est utile de faire garder le lit au malade pendant plusieurs heures avant et après l'examen. Pendant plusieurs heures avant, parce que l'irritation étant ainsi calmée, la vessie peut supporter une exploration plus complète et plus longue; de plus, elle est susceptible de retenir, sans douleur, une quantité d'urine suffisante pour permettre d'ouvrir et de fermer librement le lithotriteur. Pendant plusieurs heures après l'examen, parce que cela vous permet, quand vous trouvez une pierre, de la broyer sur-le-champ, et si le volume du calcul ou l'état de la vessie vous empêche de la briser immédiatement, il y a là de très-bonnes raisons pour éviter toute fatigue et tout exercice. Je ne puis trop insister sur la nécessité de cette précaution, quand le calcul a produit de l'inflammation ou seulement une irritation marquée de la vessie. Cette précaution est indispensable dans les cas de ce genre, et ce serait pour le chirurgien une grave responsabilité de l'avoir négligée, s'il en résultait des symptômes inquiétants.

Un repos de quelques heures est une préparation importante pour le chirurgien, parce que sans elle une exploration complète et efficace est souvent impossible. Il se peut, il est vrai, qu'il trouve la pierre sans avoir pris cette précaution ; mais si l'exercice a rendu l'irritation plus vive, il lui sera souvent impossible de la découvrir, ce qui ne serait pas arrivé si la vessie s'était trouvée dans de meilleures conditions. J'ai eu bien des insuccès pour avoir négligé cette précaution ; au contraire, des malades qui n'avaient pu supporter le moindre mouvement de l'instrument dans la vessie, au moment où ils venaient me consulter, avaient parfaitement supporté la lithotritie après un repos de quelques heures.

Il est important, avant l'exploration, de constater s'il n'existe pas de complications rénales ; on s'en rendra compte en examinant l'urine au microscope ; c'est là un examen que je conseille toujours de faire avant l'exploration. Une maladie des reins bien constatée n'est pas une contre-indication nécessaire de la lithotritie ; mais c'est une raison majeure pour la préférer à la lithotomie. Néanmoins cet état nécessite de courtes séances et contre-indique toute manœuvre inutile.

Il faut aussi s'assurer, avant l'examen, si aucune

partie de l'urèthre n'est rétrécie, ce qu'on apprend généralement en interrogeant le malade. Quand un rétrécissement existe, il est nécessaire d'y porter remède avant d'introduire le lithotriteur; c'est au chirurgien de décider s'il doit le traiter par la dilatation ordinaire, la dilatation rapide ou la rupture. Pour le choix de la méthode, on est souvent guidé par l'urgence des phénomènes vésicaux, par l'état dans lequel se trouve le malade, par le siége et les caractères du rétrécissement. Quand le rétrécissement siége au méat urinaire, on peut le diviser avec l'uréthrotome de Civiale et procéder immédiatement et sans crainte à la lithotritie.

Il existe un autre état de l'urèthre, qui peut retarder l'exploration et dont je veux vous entretenir; c'est l'hyperesthésie, c'est-à-dire une sensibilité anormale du canal qui coexiste souvent avec les affections calculeuses et les autres maladies de la vessie. Quand cet état est prononcé, le passage de l'instrument produit une douleur intolérable et rend impossible un examen complet. Beaucoup de chirurgiens et, parmi eux, Civiale et sir William Fergusson, ont recommandé, dans ces sortes de cas, l'introduction préalable de bougies, pour diminuer l'hyperesthésie ; avec le temps et par ces moyens, la sensibilité anormale de l'urèthre se calme. A cette manière d'agir on peut, selon moi, faire plusieurs objections : la perte de temps et les douleurs inutiles du patient soumis non-seulement à l'introduction répétée des instruments et aux symptômes aigus qu'occasionnent la pierre, mais encore tourmenté par l'anxiété que fait éprouver l'appréhension d'une opération ainsi retardée.

Pour éviter ces deux inconvénients, je crois qu'il est préférable de pratiquer la lithotritie sous l'influence du chloroforme ; c'est là un des rares états dans lesquels je recommande l'usage des anesthésiques dans la lithotritie. Je le fais, parce que cette manière d'être de l'urèthre ne contre-indique en aucune façon la lithotritie ; au contraire, j'ai vu très-souvent la sensibilité diminuer avec les progrès de l'opération, et les symptômes d'irritation se calmer par suite de la réduction du calcul à un plus petit volume. Du reste, cette sensibilité anormale paraît dépendre, dans bien des cas, de la présence d'un corps étranger dans la vessie et se calme, par conséquent, avec les autres symptômes à mesure que le calcul diminue et que par suite le cours de l'urine devient plus libre.

Un autre état qui doit engager à administrer le chloroforme dans la lithotritie, c'est la cystite, quand elle est consécutive à la présence de la pierre et qu'elle ne se calme pas par le repos. Dans ce cas, la pierre est généralement rugueuse et la cystite ne cède qu'à son extraction. Plus vite on atteint le but heureusement, plus tôt le malade est guéri ; dans ce cas le chloroforme est d'un grand secours.

Je n'essayerai pas de décrire le grand nombre d'instruments inventés de temps à autre pour la lithotritie. Comme dans presque toutes les autres inventions, les essais se sont succédé jusqu'à ce qu'au bout de plusieurs années de patientes recherches M. Civiale ait réussi à produire cet instrument.

Il consiste, comme vous le voyez, en une tige ronde d'acier dont l'extrémité, aplatie et recourbée dans la longueur d'un centimètre environ, forme avec la tige un angle de 120°. Le diamètre de la tige s'adapte au calibre de l'urèthre et sa longueur le dépasse de trois à quatre centimètres. Elle est creusée dans toute sa longueur d'une rainure ouverte, dans laquelle s'adapte une baguette d'acier qui glisse et qu'on peut mouvoir librement. L'extrémité de cette baguette mobile est recourbée et aplatie comme l'extrémité de l'autre branche, seulement elle est plus étroite; ces extrémités recourbées sont appelées les branches du lithotriteur : l'extrémité de la tige extérieure s'appelle branche femelle, et l'extrémité de la tige mobile branche mâle. A l'extrémité opposée de la branche mâle se trouve une vis qu'on fait tourner au moyen d'une roue ; cette vis s'adapte ou non à volonté à la tige. Ceci s'obtient à l'aide d'un disque adapté à l'extrémité supérieure de la tige. Celle-ci renferme une sorte de cheville qui entre dans le pas de la vis et y exerce une pression, quand on tourne le disque d'un quart de cercle. La vis une fois adaptée à la tige, la branche mâle, quand on tourne la roue, se referme sur la branche femelle

de manière à broyer toute pierre prise entre elles.
Puis, en faisant exécuter au disque un quart de
tour, on sépare facilement et immédiatement la vis
de la tige ; la branche mâle se relâche de cette
façon sans que le dévissage produise d'interruption ; cela permet à l'opérateur de procéder sur-le-
champ à la recherche et au broiement des autres
calculs. La face interne de la branche mâle, c'est-
à-dire celle qui s'adapte à la branche femelle, est
rugueuse, disposition qui aide à saisir et à broyer
la pierre ; une petite ouverture est pratiquée à
l'angle de la tige pour prévenir l'accumulation des
débris. Dans les instruments qui servent à broyer
les pierres dures et volumineuses et à les briser
sans les réduire en poudre, la branche femelle est
ouverte ou fenêtrée (c'est le mot usité), de manière
à laisser échapper les fragments par cette ouverture. Dans les cas simples, le lithotriteur à branches ordinaires est suffisant.

C'est là un instrument de chirurgie à peu près
parfait ; il réunit à la force nécessaire une forme
qui permet les manœuvres les plus délicates, et
quoique, depuis son apparition, on ait proposé
beaucoup de changements et de modifications, on
n'y a apporté en réalité aucune amélioration réelle.
Pour être un habile lithotriteur, il est d'abord de
toute nécessité d'apprendre à se servir adroitement de cet instrument. Cette connaissance préli-
minaire ne peut s'acquérir que par un exercice répété sur le cadavre ; sous ce rapport, il n'existe

par d'opération chirurgicale exigeant une éducation plus spéciale. Pour la plupart des autres opérations, à part celles qu'on pratique sur les yeux, la connaissance de l'anatomie jointe à l'habitude de voir opérer, donnera au chirurgien le moyen de les pratiquer. Il n'en est pas ainsi de la lithotritie ; pour y acquérir de l'adresse, il faut l'apprendre sur le cadavre et la pratiquer sur le vivant. Chacun des temps de l'opération demande à être étudié et pratiqué et il est bien regrettable que l'étude de cette opération sur le cadavre ait été aussi négligée dans ce pays. La substitution de la lithotritie à la lithotomie est une des grandes découvertes de la chirurgie moderne, et cependant il n'existe, que je sache, aucune école à Londres où l'on apprenne cette opération aux élèves sur le cadavre, comme on le fait à Paris. Ceci nous fait grandement défaut et nous espérons pouvoir y suppléer bientôt dans cet hôpital.

Avant de commencer l'opération, il faut déterminer quelle est la meilleure position pour le chirurgien et pour le malade. La meilleure pour le chirurgien est sans contredit à la droite du malade, parce que de cette manière il n'est pas forcé d'en changer après l'introduction de l'instrument et pendant la recherche de la pierre. Le patient doit être couché sur le dos, légèrement incliné vers l'opérateur. L'opération peut se pratiquer sur un lit d'hôpital ordinaire ; mais ceci force le chirurgien à se baisser ; aussi vaudrait-il mieux qu'il fût élevé d'un pied. Cependant, en déterminant la hauteur du lit sur lequel on opère, il faut tenir compte de la taille du chirurgien ; néanmoins on peut prendre comme une moyenne convenable une hauteur de 30 pouces.

Beaucoup d'opérateurs, suivant en cela l'exemple de Civiale, ont l'habitude de placer un coussin assez ferme sous le sacrum, afin de soulever le bassin et d'éloigner tout corps étranger du col de la vessie. Je n'adopte pas généralement cette manière de faire, car elle n'est réellement nécessaire que quand il existe une hypertrophie considérable de la prostate, formant derrière cette glande une poche qui peut recéler la pierre.

Nous en arriverons maintenant à l'introduction du lithotriteur. Cette introduction, quand on ne veut pas blesser l'urèthre, ne le cède en importance qu'au broiement du calcul, sans lésion de la vessie. Il n'existe pas, en effet, dans la lithotritie d'accident plus douloureux pour le malade, aussi bien pendant qu'après l'opération, qu'une déchirure de l'urèthre. Aussi, je serai quelque peu minutieux dans la description de la meilleure manière d'introduire l'instrument ; car avec de la prudence et en observant fidèlement les manœuvres à faire, on pourra toujours éviter ces lésions.

En comparant le lithotriteur au cathéter on s'apercevra aussitôt que la différence dans la forme, la longueur et le poids des deux instruments nécessite une différence analogue dans la manière de les introduire. C'est en négligeant ces différences et en voulant introduire le lithotriteur comme le cathéter, qu'on éprouve souvent des insuccès et que le malade se trouve fréquemment exposé à des souffrances nombreuses et inutiles, quelquefois même à des lésions. La courbure plus brusque et plus irrégulière du lithotriteur et aussi le peu de longueur de la partie recourbée empêchent de la faire avancer comme le cathéter, au moyen d'un mouvement continu, jusqu'à la vessie. Ces différences, unies à un poids plus considérable et à un plus gros volume, obligent forcément dans l'emploi de cet instrument à des manœuvres plus lentes et plus douces.

L'opérateur, le dos tourné à la face du patient, doit tenir son lithotriteur horizontalement dans la main droite, qu'il place dans la direction de l'épine iliaque antérieure et supérieure droite. Le pénis doit être saisi entre le médius et l'annulaire de la main gauche, et le méat ouvert avec le pouce et l'index ; l'instrument est alors introduit dans le méat et le pénis ramené doucement sur la courbure du lithotriteur, qui doit en même temps descendre doucement vers le périnée. Pour accomplir cette manœuvre, il est nécessaire d'élever le lithotriteur et de ramener en même temps le pénis vers la main qui tient l'instrument. Quand son extrémité aura atteint la portion bulbeuse de l'urèthre, on continuera à en incliner le manche vers le côté droit, bien qu'il se soit rapproché de la ligne médiane du corps. On fera alors décrire lentement au lithotriteur une courbe qui l'amènera dans une direction perpendiculaire, de manière à ce qu'il forme un angle droit avec le corps du malade. Le résultat de cette manœuvre, c'est que la partie recourbée de l'instrument se trouvera dans la direction occupée par le canal sous l'arcade pubienne. Dans cette position le pénis est ramené en avant, et on laisse le lithotriteur pénétrer lentement par son propre poids dans la portion membraneuse.

Lorsqu'on aura atteint cette partie de l'urèthre, la main gauche quittera le pénis et l'instrument sera abaissé prudemment et sans force vers les cuisses du patient pendant qu'on le fera pénétrer dans la vessie. Ce dernier temps de l'introduction est celui qui exige la plus grande prudence, car c'est là que se présente la plus sérieuse difficulté, surtout quand la prostate est hypertrophiée. Ce n'est que par une pratique constante sur le cadavre, que l'on peut apprendre à connaître la somme naturelle de résistance que l'on rencontrera. L'abaissement de l'instrument doit être en raison de l'hypertrophie de la prostate ; j'ai rencontré des cas où cet organe était si volumineux, qu'il m'a été impossible d'abaisser suffisamment l'instrument avant d'avoir soulevé le bassin par un traversin, le manche du lithotriteur était arrivé au contact du lit sans qu'il eût été assez abaissé pour entrer dans la vessie. Quand l'instrument pénètre dans la portion membraneuse de l'urèthre, la main gauche de l'opérateur devient libre et doit presser légèrement sur la région pubienne. Cette manœuvre a pour effet de relâcher le ligament triangulaire et de diminuer la contraction des muscles abdominaux ; on la trouvera toujours très-utile si on la proportionne à la résistance qu'opposent la contraction musculaire et l'hypertrophie de la prostate.

Quand, enfin, l'instrument est entré dans la vessie, le chirurgien doit s'occuper à trouver et à broyer la pierre. La méthode opératoire à laquelle je donne la préférence a été inaugurée par Civiale. Elle est, à mon avis, bien préférable à celle qui fut pratiquée dans le principe en Angleterre et qui est suivie encore aujourd'hui par quelques praticiens. Dans cette dernière méthode, le lithotriteur est introduit dans la vessie et sa partie convexe appuyée contre le bas-fond de cet organe, de manière à y former une sorte de creux. Les branches sont alors largement ouvertes et la pierre, qui naturellement descend dans la partie la plus déclive, vient se loger entre elles, et on peut la broyer. Il est quelquefois nécessaire d'imprimer à l'instrument une secousse assez brusque pour déloger la pierre. Cette manière de faire est toujours la cause d'une violente douleur et d'un ébranlement fort désagréable pour le patient; de plus, après le premier broiement, un fragment aigu du calcul peut venir se placer derrière l'instrument et, poussé par lui, lacérer la membrane muqueuse.

Ce qui distingue essentiellement la méthode opératoire française, c'est qu'au lieu d'appuyer le lithotriteur contre le trigone pour y former une dépression dans laquelle la pierre vienne se loger, l'instrument évite le contact des parois vésicales et les branches recherchent le calcul elles-mêmes. Dans la première méthode, on s'efforce de faire arriver la pierre dans l'instrument, et dans l'autre, c'est l'instrument qui cherche la pierre. Dans la méthode française, le malade une fois en position, on introduit l'instrument jusqu'au centre de la vessie de la manière déjà décrite, c'est-à-dire la convexité tournée vers le trigone. Dans cette position, on ouvre les branches et on les laisse tourner d'un demi-tour, soit à droite, soit à gauche, puis on les referme. Si la pierre ne s'y trouve pas renfermée, on ramène l'instrument dans la première position, c'est-à-dire celle qu'il occupait lors de l'introduction. Les branches ouvertes de nouveau sont tournées de l'autre côté et refermées; mais il faut avoir soin pendant tout ce temps de maintenir l'axe de l'instrument dans la ligne médiane. De cette manière, le bas-fond de la vessie est exploré. Pour faire un examen plus complet des parties contiguës à la ligne médiane, on ouvrira de nouveau l'instrument dans la première position en le tournant latéralement, et en le passant sur le bas-fond de la vessie jusqu'à ce que sa convexité soit tout près de la concavité de la partie droite de la vessie; de cette façon, les bords des branches touchent presque l'extrême

droite du bas-fond, et les pointes en sont nécessairement dirigées vers l'intérieur; les branches sont
alors rapprochées. S'il est nécessaire, on recommence ces manœuvres de l'autre côté en prenant
les mêmes précautions. Ces manœuvres feront sans
aucun doute trouver une pierre s'il y en a une, à
moins que la prostate ne soit assez hypertrophiée
pour former une poche derrière elle. S'il en est
ainsi, on ouvre l'instrument et on le tourne jusqu'à
ce que les branches écartées aient leurs points
tournés vers le trigone. On soulève alors le manche
de l'instrument jusqu'à ce que le lithotriteur tou-
che le bas-fond. Quand on saisit une pierre pendant
ces manœuvres, on doit ramener l'instrument dans
la première position et broyer la pierre. Les fragments tomberont alors immédiatement sous le lithotriteur et l'instrument en saisira certainement
quelques-uns, si on lui fait exécuter un demi-tour
sans aucun mouvement latéral.

Il se présente parfois des cas dans lesquels l'opérateur éprouve de grandes difficultés à cause du
peu de longueur du lithotriteur ordinaire, et j'ai
rencontré beaucoup de lithotriteurs anglais faits sur
le modèle français, au moins d'un centimètre plus
courts que ceux fabriqués en France. Pour que ce
soit là une cause d'embarras, il faut que l'urèthre
soit plus long qu'à l'ordinaire, surtout dans la portion pénienne, et qu'il existe en même temps une
hypertrophie de la prostate. Le fait suivant en est
la preuve, et si le calcul chez ce malade eût été un

peu plus volumineux, il m'eût été impossible d'ouvrir assez largement l'instrument pour le saisir. Le malade eut beaucoup plus à souffrir que s'il en eût été autrement, car pour broyer la pierre j'ai été contraint d'appuyer le coude de la branche femelle sur le col de la vessie.

Le 20 janvier 1864, un clergyman de Suffolck, âgé de 70 ans, souffrait depuis deux ans de douleurs en urinant, et de difficultés dans la miction; l'urine était muco-purulente et légèrement teinte de sang après l'exercice. Il avait été sondé sans qu'on eût rencontré de pierre. Selon ma pratique habituelle, je résolus de l'examiner le lendemain avec le lithotriteur; mais il avait la vessie si irritable, qu'il ne lui fut pas possible de retenir son urine pendant l'introduction de l'instrument, bien qu'il eût uriné une heure et demie avant. Je lui ordonnai de garder le lit et de prendre une potion contenant de la morphine.

23 janvier. J'allai chez lui, après lui avoir recommandé de retenir préalablement son urine pendant deux heures. Mon intention était de l'opérer sous l'action du chloroforme; mais mon espérance fut trompée, car ce sujet n'était pas apte à être chloroformé. Je choisis mon plus long lithotriteur, qui n'entra, malgré cela, que tout juste dans la vessie; je fus même obligé de pousser le manche presque jusqu'au pubis, afin de pouvoir ouvrir l'instrument. Je saisis alors le calcul sans difficulté, et je le broyai. Il ne s'ensuivit aucun symptôme inquiétant, et le malade rendit quelques fragments de phosphate tribasique. Je recommençai l'opération le 29 janvier et le 1ᵉʳ février, et fis un dernier examen le 16 du même mois. Depuis ce moment, il ne présente plus aucun des symptômes de la pierre; mais il fut retenu à la ville, pendant deux ou trois semaines, par une attaque aiguë de goutte rhumatismale, ce qui me donna l'occasion de le revoir, quand tous les symptômes d'irritation eurent disparu.

Il se présenta dans la pratique de M. Coulson un autre cas dans lequel la longueur extraordinaire de l'urèthre l'obligea de faire fabriquer un lithotriteur dépassant de quelques centimètres son plus long instrument.

Pour conclure, quelques mots sont nécessaires sur la manière dont on doit tenir l'instrument durant les manœuvres. Pendant les recherches, il faut tenir l'instrument aussi légèrement que possible, la main droite faisant mouvoir l'extrémité de la branche mâle en même temps que la gauche tient le disque de la branche femelle. Au moment de broyer la pierre, l'opérateur appuiera son bras gauche sur son côté, tandis que de cette même main il tiendra le disque et la partie élargie de la branche femelle aussi fermement que possible, afin de ne permettre aucun mouvement latéral; la main droite ramènera la branche mâle sur l'autre. Mais comme je suis sur le point d'opérer un malade, il est inutile que je m'arrête plus longtemps à vous exposer ces manœuvres.

TROISIÈME LEÇON

Dans ma dernière leçon, j'ai décrit la lithotritie et exposé les raisons pour lesquelles je considère ma manière de pratiquer les diverses manœuvres de cette opération comme la méthode la meilleure et la plus efficace de trouver un calcul dans la vessie d'un adulte. J'ai, de plus, essayé de vous démontrer que non-seulement cette méthode avait l'avantage d'être la plus sûre pour arriver au diagnostic, mais que, dans la plupart des cas, elle était la moins douloureuse; non-seulement par elle-même, mais encore à cause de son efficacité qui donne le moyen de ne pas la renouveler, puisqu'elle permet au chirurgien d'appliquer immédiatement le remède, c'est-à-dire de trouver et de broyer la pierre séance tenante.

Aujourd'hui, je me propose :

1° D'appeler votre attention sur quelques cas auxquels la lithotritie ne peut être appliquée;

2° De déterminer, quand l'opération a été décidée, la quantité de travail qu'il faut faire pendant la première séance et les suivantes, et l'intervalle qu'il est bon de mettre entre elles ;

3° De décrire le traitement consécutif à l'opération et d'ajouter quelques mots sur les complications qui peuvent survenir.

I. — Comme je l'ai déjà dit, la lithotomie doit être préférée pour les enfants, et la lithotritie, quand elle est possible, pour les adultes. Depuis la découverte de cette dernière opération, les chirurgiens l'ont préconisée au détriment de la première et ont de cette façon paralysé les progrès de la chirurgie. Bien loin de déprécier la lithotomie parce qu'elle effraye davantage, nous devrions la regarder comme un auxiliaire précieux de la lithotritie et avoir pour but d'être capable de déterminer quelle est la méthode opératoire la mieux appropriée à chaque cas particulier. Je suis, en effet, intimement convaincu que tous les cas de pierre peuvent être traités avec des chances de succès relatives par l'une ou l'autre de ces opérations. On peut dire, en règle générale, que tous les petits calculs peuvent être broyés, mais la plupart des gros être enlevés. La lithotomie doit être préférée pour presque toutes les concrétions existant depuis longtemps, et l'on doit choisir la lithotritie pour toutes les affections calculeuses récentes, quand l'urèthre permet d'introduire les instruments nécessaires. En fait, on doit, selon nous, préférer généralement la lithotritie pour toutes les affections calculeuses; cependant, il faut s'efforcer, dans les cas exceptionnels, de rendre la lithotomie aussi peu effrayante et aussi peu dangereuse que possible.

Il n'entre pas dans le programme de cette leçon de décrire les différentes espèces de lithotomie; je n'ai pas davantage l'intention de décrire complétement le genre d'opération applicable aux divers cas. Nous reviendrons sur ces sujets à une autre occasion; mais il existe certaines conditions que nous pouvons effleurer en passant, qui rendent la lithotritie impraticable dans certains cas et inapplicable dans d'autres. Ce sont les suivants :

Lorsque les calculs sont très-gros, il est impossible de les saisir entre les branches du lithotriteur et dans ces cas-là il ne peut être question de la lithotritie. La pierre que je vous présente ici est de ce nombre et a été enlevée par la lithotomie. Par son volume et sa superficie elle produisit une irritation si vive que, malgré un repos absolu, la vessie ne pouvait retenir, quel que fût le temps donné, que très-peu d'urine; celle-ci s'échappait continuellement. Les parois vésicales entouraient donc la pierre si étroitement qu'il était impossible de la saisir; en eût-il même été autrement, que le volume de la pierre eût contraint d'ouvrir l'instrument si largement qu'il eût été impossible de faire manœuvrer l'écrou.

La présence de plusieurs calculs est une des autres conditions qui rendent la lithotritie inapplicable. Dans un cas de cette espèce que j'ai eu à soigner, j'ai retiré jusqu'à onze concrétions de la vessie. Dans ces circonstances, la lithotomie est le genre de traitement le moins hasardeux et le plus prompt.

On a généralement regardé le rétrécissement ancien comme un obstacle à la lithotritie, mais nous rapporterons dans la suite un fait qui prouvera que toutes les autres conditions étant favorables, cet obstacle, quand il est seul, n'est pas insurmontable.

II. — La première séance de lithotritie doit toujours être considérée comme une sorte d'essai et ne doit pas durer plus de deux minutes; pendant cet espace de temps, il est ordinairement facile de broyer deux ou trois fois la pierre et c'est suffisant pour la première fois. On se rend compte ainsi de la constitution du malade et de la manière dont la vessie supportera l'opération. En voulant faire trop en commençant, on s'expose à de longs retards et à provoquer de vives douleurs. Lorsqu'on a fait un essai prudent la première fois, on y va avec plus de confiance dans la suite, et on peut alors sans crainte faire davantage. Règle générale, aux séances suivantes, l'instrument peut être maintenu dans la vessie pendant cinq ou six minutes sans provoquer trop de douleur et, pendant ce temps, on peut broyer bien des fragments. Quant à l'espace qu'il est bon de laisser entre les séances, je mets ordinairement quatre jours entre la première et la seconde; dans la suite, je prends surtout pour guide la sortie des débris de la pierre. Dans les cas où les symptômes de calcul ont été pris à temps, deux opérations doivent suffire. Après un broiement efficace, tant que les débris continuent à s'échapper en quantité considérable, il serait inutile d'en faire davantage; mais aussitôt qu'ils s'arrêtent, je recommence à broyer. L'intervalle de quelques jours suffit amplement pour apaiser tous les symptômes d'irritation et d'endolorissement de l'urèthre, et permet au malade de se remettre de la légère émotion causée par l'opération.

J'ai souvent remarqué qu'une première séance apportait un grand soulagement à certains malades qui, avant le broiement, enduraient les symptômes les plus aigus de la pierre, mais que chez d'autres dont les souffrances étaient relativement peu considérables avant l'opération, il y avait exacerbation après le premier broiement. On doit s'attendre à une aggravation de l'irritation, quand on a affaire à des calculs durs d'acide urique et d'oxalate dont les fragments sont aigus et anguleux. Dans ces cas, le principal c'est de pulvériser les fragments autant que possible; et non-seulement, dans les cas de ce genre, nous avons de fortes raisons pour en finir vite avec l'opération, mais nous regardons alors comme inutile et même hasardeux d'attendre l'apaisement de l'irritation, lorsqu'elle dépend manifestement de cette cause.

Voici la pratique que mon expérience me conseille d'adopter en cette matière. Lorsque la douleur et les autres symptômes ont commencé à s'apaiser d'une manière sensible, avant l'époque ordinairement adoptée pour la seconde séance, j'attends jusqu'au quatrième jour pour qu'ils soient encore calmés davantage. Si, au contraire, ils ont persévéré, pris un certain caractère d'intensité, et si la douleur donne comme la sensation d'une coupure, j'en conclus que l'irritation est causée par la présence de certains fragments anguleux et j'avance alors la seconde séance d'un ou deux jours. J'ai agi de cette manière dans plusieurs circonstances et j'en ai obtenu un soulagement marqué; d'autres fois, j'ai eu à regretter de ne pas avoir fait de même.

On avait autrefois l'habitude de faire sortir les débris au moyen d'injections et de lavages; aujourd'hui, on le fait rarement. A une certaine époque, on pratiquait ces injections après chaque opération, et j'ai vu, plus d'une fois, des malades qui avaient supporté la lithotritie avec un courage héroïque, incapables de supporter cette injection inutile. J'emploie à dessein le mot *inutile*, car, en effet, les petits fragments passeront seuls au travers du cathéter, tandis que des fragments beaucoup plus gros traverseront aisément et sans douleur un urèthre sain pendant la miction. Cette pratique doit donc être regardée comme mauvaise, puisqu'elle oblige à introduire inutilement des instruments, ce qu'il faut toujours éviter.

III. — La première indication à suivre c'est de garder un repos absolu après chaque séance de lithotritie. Tant que le chirurgien peut craindre qu'il reste le moindre fragment dans la vessie, le malade doit garder un repos absolu.

Il arrive souvent qu'un mieux sensible se produit après le premier broiement de la pierre; ce mieux est si marqué que les malades s'imaginent alors quelquefois être débarrassés de leur affection, avant qu'aucun fragment ne soit sorti. Cette disparition de la douleur avant que la pierre n'ait sensiblement diminué de volume provient probablement de l'irrégularité des fragments, ce qui permet alors à l'urine de filtrer au travers et de ne présenter ainsi que peu d'obstacle à la miction; si toutefois le malade prenait le moindre exercice, les symptômes, bien loin de se calmer, s'aggraveraient beaucoup.

Le volume de la pierre avant la lithotritie, la quantité de débris expulsés, l'état de l'urine et la facilité avec laquelle il atteindra les fragments aux séances suivantes sont les indices auxquels le chirurgien reconnaîtra combien il lui reste à faire. A l'approche de la guérison, quand toute irritation a cessé et que l'urine n'offre plus que quelques traces de mucus, on conseillera au malade d'essayer d'un exercice peu fatigant, soit la marche, l'équitation ou la voiture. Si, alors, l'irritation se reproduit, s'il se montre du mucus ou du sang dans l'urine, il est nécessaire d'avoir recours à un nouvel examen lithotritique.

Pendant que j'en suis sur ce sujet, je dirai un mot d'un fait connu de tous ceux qui ont quelque expérience des affections calculeuses : c'est que les malades opérés par la lithotritie sont plus exposés à voir leur pierre récidiver que ceux qui ont subi la lithotomie. Bien souvent on en trouve la raison dans un fragment resté après le dernier broiement. La pierre se reproduit surtout avec promptitude chez les vieillards; la cause en est souvent au chirurgien dont la confiance dans son malade a été trop entière et qui ne s'est pas souvenu qu'à un âge avancé la sensibilité normale de la vessie a beaucoup diminué. L'absence d'irritation fait quelquefois négliger au chirurgien l'examen microscopique de l'urine, examen sur lequel nous avons tant insisté dans le cours de ces leçons, et qu'on doit pratiquer avant et après l'exercice. Lorsque les sensations du malade ou l'aspect de l'urine, dans l'un et l'autre de ces deux états, indiquent qu'il est resté un fragment dans la vessie, une dernière exploration devient nécessaire, et c'est alors que l'opération de la lithotritie exige des manœuvres faites avec délicatesse et prudence. Chez les vieillards, quand la prostate est très-volumineuse ou que la vessie quelque peu atonique ne se vide pas complétement, on peut rencontrer quelque difficulté, difficulté encore plus considérable dans certains cas de vessie à cellules. Dans chacun de ces cas, le chirurgien pourra trouver le fragment resté, s'il s'applique à faire une exploration complète avec le lithotriteur. Civiale avait l'habitude, à une certaine époque, d'employer le trilabe dans les cas où il est difficile de trouver un petit fragment; mais j'ai peu de confiance en cet instrument. Pendant cette dernière exploration, il est important que la vessie ne soit pas trop remplie; trois onces suffisent dans la plupart des cas pour rendre praticables toutes les manœuvres nécessaires que j'ai décrites dans la leçon précédente.

Quand la prostate est hypertrophiée, il est bon pour la dernière exploration de soulever le siége avec un traversin. Le malade étant ainsi placé dans la position la plus favorable, ce n'est plus alors qu'une affaire d'adresse; en même temps, l'expérience acquise par l'opérateur, dans ces sortes de cas, lui facilitera on ne peut mieux le choix de l'instrument le mieux approprié et lui permettra de reconnaître à peu près la situation du fragment. L'instrument ordinairement le plus convenable et le plus facile à manier dans cette dernière exploration est un lithotriteur à branches courtes et larges. Avec cet instrument, les recherches seront bien plus souvent efficaces qu'avec le trilabe, qui est un instrument droit dont l'extrémité vésicale se divise en trois branches qui s'ouvrent par la pression et

se referment par la traction exercée sur le manche
de l'instrument. Il existe aussi une tige centrale,
arrondie à son extrémité, qui sert d'explorateur.
Cet instrument est des plus défectueux et a, pour
les explorations, tous les désavantages de la sonde
comparée au lithotriteur; il a de plus l'inconvénient
d'être parfaitement droit, ce qui, dans le cas d'hypertrophie de la prostate avec poche en arrière de
cette glande, le rendra impropre à explorer cette
partie de la vessie; or, c'est là justement la cause
ordinaire des difficultés que l'on éprouve à retirer
un dernier fragment; avec le lithotriteur, au contraire, cette exploration est des plus faciles. Quand
bien même on n'aurait pas réussi la première fois
avec le lithotriteur, je conseillerais néanmoins de
recommencer encore avec cet instrument avant
d'en employer un autre.

Je suis, aussi bien à l'hôpital qu'en ville, après
chaque opération, la pratique de sir Benjamin Bro-
dic, qui donne au patient un verre de négus chaud
ou d'eau-de-vie et d'eau. Ceci a pour effet de calmer ou même d'empêcher l'irritation que certains
malades éprouvent presque toujours après chaque
opération.

Quand la vessie, frappée d'atonie, se trouve dans
l'impossibilité d'expulser son contenu, on doit retirer l'urine au moins six fois dans les vingt-quatre
heures qui succèdent à l'opération, et injecter la
vessie matin et soir avec de l'eau tiède. Le but
qu'on se propose en pratiquant des injections n'est

pas tant de faire sortir les fragments que d'éviter l'irritation résultant de la décomposition de l'urine. Quand il existe une paralysie complète de la vessie, ou plutôt, quand cet organe n'est pas assez contractile pour expulser son contenu, il est souvent utile de garder le cathéter dans la vessie pendant douze ou quatorze heures après chaque opération. Les instruments qui me paraissent le mieux appropriés à cet usage et que les malades supportent avec le moins d'impatience, sont les sondes noires françaises de gomme élastique. On les garde très-facilement, et leur légèreté et leur extrême souplesse laissent aux malades toute la liberté de leurs mouvements ; elles conviennent aussi le mieux dans les cathétérismes fréquents, car le malade peut parfaitement apprendre à se les introduire lui-même sans douleur ni difficulté.

On a beaucoup écrit sur l'agglutination des fragments dans l'urèthre après la lithotritie ; c'est, selon moi, une complication qui n'arrive jamais sans qu'il y ait quelque lacération ou déchirure dans une partie quelconque de l'urèthre ; or, cette complication peut toujours être évitée par le chirurgien, s'il introduit l'instrument avec prudence, en prenant son temps et en ayant soin de vider aussi bien que possible son lithotriteur avant de le retirer. Le seul cas de ce genre que j'ai observé dans cet hôpital, est celui d'un malade auquel on avait dilaté un rétrécissement avant la lithotritie. Le fragment s'est arrêté dans la partie qui avait été rompue. Voici cette observation, qui est intéressante.

W. R., âgé de 35 ans, fut admis à l'hôpital Saint-Pierre, le 10 septembre 1866, pour un rétrécissement ancien dont il avait déjà été traité dans Guy's Hospital ; son urine était ammoniacale et muco-purulente, et il se plaignait de beaucoup souffrir en urinant. Le chirurgien interne prescrivit l'introduction journalière d'un petit cathéter et ordonna de faire chaque jour une injection d'eau tiède dans la vessie.

14 septembre. On le sonda et on trouva une pierre, mais le rétrécissement empêchant l'introduction du plus petit lithotriteur, on le rompit au moyen du dilatateur de Holt. Le jour suivant, les douleurs furent plus vives, mais il se sentit beaucoup mieux le 16 ; on lui passa facilement un cathéter n° 2, et on injecta de nouveau la vessie.

19. On introduisit un lithotriteur et on trouva un calcul phosphatique de moyenne grosseur, qui fut broyé quatre ou cinq fois.

22. Plusieurs fragments ont franchi le canal depuis la dernière opération ; aujourd'hui, on a essayé de renouveler le broiement, mais le malade s'est trouvé dans l'impossibilité de supporter la présence de l'instrument.

28. Il a beaucoup moins souffert aujourd'hui, et l'urine est beaucoup plus claire ; il lui semble sentir un fragment dans l'urèthre, et en introduisant le lithotriteur, on sent ce fragment invaginé derrière la partie qui a été rompue. On repousse le fragment dans la vessie, où il est broyé. Cette opération ne fit pas souffrir le malade, auquel elle procura un soulagement immédiat.

4 octobre. Tous les symptômes d'irritation vésicale ont disparu ; mais une orchite étant survenue, le malade en a guéri graduellement, et est sorti guéri de l'hôpital le 16 octobre 1866.

Dans tous les cas de ce genre, quand des fragments sont logés près du col de la vessie, on doit essayer de les faire rentrer dans cet organe plutôt que de les faire sortir par le pénis. Quand les fragments sont logés dans la portion pénienne, ils sortiront souvent d'eux-mêmes, pourvu qu'il n'existe pas de rétrécissement anormal du méat. Quand cette disposition existe, il est toujours bon, avant d'entreprendre la lithotritie, de l'élargir avec l'instrument que M. Civiale a fait fabriquer pour cet usage. Si les fragments sont arrêtés plus loin, on doit essayer de les enlever au moyen d'une longue paire de pinces à pansement émoussée, ou encore mieux, avec un petit lithotriteur uréthral fait exprès et dont la branche femelle peut s'abaisser de manière à continuer la ligne droite formée par l'instrument ; cette manœuvre s'exécute en faisant parcourir au disque un tour de cercle à gauche, ce qui permet à la branche femelle de passer au delà de la partie invaginée. Avec un instrument à peu près semblable à celui-ci, mais sans branche mâle, j'ai extrait des fragments invaginés dans la portion pénienne. Si une incision dans cette portion du canal devient indispensable, il faudra en rapprocher les lèvres au moyen d'une suture métallique et maintenir un cathéter dans l'urèthre jusqu'à la cicatrisation, autrement la fistule uréthrale sera inévitable. Beaucoup d'entre vous ont vu dans cet hôpital un enfant qui portait une double fistule pénienne consécutive à l'excision d'une pierre de l'urèthre. On nous l'amena de la campagne dans cet état, et en avivant les bords et les rapprochant à l'aide d'une suture métallique, et lui faisant garder une sonde de gomme élastique dans l'urèthre, les fistules se refermèrent sans aucun rétrécissement apparent. Néanmoins on ne doit recourir à l'extraction des fragments par incision qu'à la dernière extrémité ; car, outre le danger d'une fistule permanente, elle rend plus difficiles les séances suivantes de lithotritie.

On voit quelquefois, spécialement chez les vieillards, la rétention d'urine suivre immédiatement la lithotritie. L'observation suivante est celle d'un cas que j'ai eu à traiter dans ma clientèle privée :

21 *mars* 1864. M. W., âgé de 69 ans, souffrait depuis quelque temps des symptômes de la pierre. Six mois auparavant, après une marche, il s'était aperçu, pour la première fois, de la présence du sang dans ses urines. Je l'opérai le 22 mars et le 26 mars, le 2 et le 15 avril, et pour la dernière fois le 23 avril. A la première séance, je trouvai un calcul et je le brisai, en présence du docteur Broadbent et de M. Driver. La prostate était grosse, et je dus abaisser considérablement l'instrument pour le faire entrer dans la vessie ; cette manœuvre fut très-douloureuse et, à la demande du malade, toutes les autres séances furent exécutées à l'aide du chloroforme. La première séance n'occasionna aucune complication ; mais plus tard, il y eut un grand embarras dans la miction, presque de la rétention ; il ne s'échappait que quelques gouttes d'urine après plusieurs minutes d'efforts et de douleurs continuels. Pour calmer ces phénomènes, j'introduisis deux ou trois fois un cathéter ordinaire après la deuxième et la troisième séance. L'introduction de cet instrument amena un soulagement pas-

sager ; aussi, après chacune des deux dernières séances, je laissai à demeure pendant 14 ou 20 heures un cathéter de gomme élastique français, ce qui procura un grand soulagement. La rétention, je le crois du moins, était causée par un gonflement passager et peu prononcé du col de la vessie et de la prostate, ce qui, avec l'hypertrophie de la prostate préexistante à l'opération, rendait la miction à peu près impossible et la sortie des fragments très-difficile. Ce malade se trouvait, par conséquent, à peu près dans la même situation que celui qui souffre d'une paralysie de la vessie. Cet état m'engagea à déroger de ma pratique ordinaire, et, après chacune des deux dernières séances, je fis, avec un gros cathéter d'acier, une pleine injection dans la vessie, ce qui ramena une quantité considérable de débris. Cet instrument, de la forme à peu près d'un lithotriteur, avait été fabriqué, quelques années auparavant, par MM. Savigny, d'après les conseils de sir B. Brodie. Il n'y avait, dans ce cas, aucune déchirure de l'urèthre, et le malade ne fut jamais atteint d'invagination des fragments.

La rétention d'urine venant compliquer la lithotritie est heureusement très-rare ; lorsqu'elle survient, elle donne lieu aux symptômes les plus inquiétants quand on ne la combat pas immédiatement. On s'y oppose plus efficacement en gardant, dès le début, une sonde à demeure dans la vessie, qu'en répétant souvent le cathéterisme. Une sonde à demeure s'obstruant facilement par l'accumulation des débris pulvérulents, il est nécessaire d'y injecter une petite quantité d'eau chaude toutes les trois ou quatre heures, pour conserver le cathéter parfaitement libre. On rencontre encore d'autres cas, différents de ceux dont nous venons de parler, en ce que la rétention n'y est pas complète, mais partielle, état probablement préexistant à l'opération. Dans ces cas, on peut avoir recours au même mode de traitement.

Quand l'aspect des débris donne lieu de penser que la pierre se compose en grande partie d'acide urique, on se trouvera bien d'administrer du citrate de potasse ; il sera pris à jeun, quatre ou cinq fois par jour, et à dose suffisante pour maintenir l'alcalinité de l'urine. La meilleure et la plus agréable manière de le prendre est celle qui a été adoptée par le docteur Roberts.

La formule suivante donne une solution contenant une drachme de citrate par once de liquide :

```
Potass. bicarb..............  45 grammes.
Acidi citrici..............   32    —
Aquæ ad................      360    —      Solve.
```

Une once liquide de cette solution, mêlée avec trois ou quatre onces d'eau, forme une boisson presque insipide, et les enfants eux-mêmes la prennent sans difficulté.

Chez un malade auquel je fis suivre ce traitement, il eut pour effet l'expulsion d'une grande quantité d'acide urique dissous, et non-seulement les séances furent moins nombreuses, mais l'irritation de la vessie se calma, parce que, si je ne me trompe, les rugosités des calculs s'arrondirent.

Quand le calcul est de nature phosphatique et l'urine ammoniacale, il est utile, après la deuxième ou la troisième séance, d'essayer l'effet d'injections composées d'une solution d'un drachme d'acide nitrique dans une pinte d'eau tiède. Mais c'est seulement dans ces cas et dans les autres conditions exceptionnelles dont nous avons parlé, que les injections sont utiles ou nécessaires.

Il est encore un point auquel j'attache la plus grande importance et sur lequel les avis sont tant soit peu partagés : faut-il, dans tous les cas, essayer de ramener les fragments dans le lithotriteur ou la curette ? Je condamne cette pratique sans réserve. On ne peut pas ramener ces fragments sans risquer de lacérer la membrane muqueuse de l'urèthre et du col de la vessie. Non-seulement cette manière de faire occasionne de la douleur ou une irritation constitutionnelle, mais elle cause de graves accidents en agglomérant des fragments qui sans cela eussent passé dans l'urèthre, et produit ainsi une invagination et quelquefois une infiltration urineuse. Sir Benjamin Brodie, dans un mémoire sur la lithotritie (*Med. Chir. Trans.*, vol. XXXVIII), rapporte quatre cas dans lesquels cette manière de faire fut suivie d'infiltration et d'abcès urineux ; deux des malades succombèrent, malgré une large incision des abcès. J'ai vu un cas dans lequel un petit calcul fut enlevé tout entier au moyen du lithotriteur, sans avoir été broyé ; mais la portion prostatique de l'urèthre fut déchirée, ce qui produisit une violente douleur sur le moment et a laissé une sensibilité persistante qui maintenant encore, après un temps considérable, rend toute introduction d'instruments dans cette région très-douloureuse.

Les seuls cas où cette méthode puisse tant soit peu se justifier sont ceux dans lesquels il existe ce qu'on est convenu d'appeler de la paralysie vésicale. Mais dans ceux-ci, on peut encore critiquer cette méthode, parce qu'on déchire inévitablement l'urèthre, ce qui rend dans la suite, quand elle est nécessaire, toute introduction d'instrument très-douloureuse et quelquefois très-difficile. Dans les cas de ce genre, il est préférable d'introduire deux ou trois fois le lithotriteur non fenêtré, et pulvériser les fragments aussi fins que possible. Chaque fois que l'on retirera l'instrument on enlèvera en même temps une certaine quantité de débris ; mais il faudra prendre garde de ne pas trop charger l'instrument, et quelques tours de vis seront en conséquence nécessaires pour vider le lithotriteur aussi exactement que possible, et empêcher quelques fragments de saillir entre ses branches. Trop d'excitation survenant après l'une des séances peut occasionner une fièvre, qui est quelquefois le prélude d'une inflammation de la vessie ou des testicules.

Dans toutes circonstances la surveillance du malade est de rigueur, et si l'irritation occasionne des envies fréquentes d'uriner et de la douleur à la région pubienne, des flanelles chaudes seront appliquées sur le bas-ventre et l'opium administré sous forme de suppositoires. On n'aura d'ailleurs aucune crainte à avoir, à moins qu'on ne soit menacé d'une affection des reins. Si néanmoins les symptômes indiquent que l'inflammation s'étend aux uretères et aux reins, une révulsion, au moyen de flanelles chaudes et imbibées de térébenthine, appliquées sur la région lombaire, deviendra nécessaire. L'administration de l'opium sera suspendue et le malade soumis à un régime sévère. Si le chirurgien est sur ses gardes et combat ces symptômes à temps, ils céderont ordinairement à un traitement convenable.

La complication rénale méconnue, serait l'erreur la plus préjudiciable aux malades soumis à la lithotritie. Aussi, il est de la plus haute importance, quel que soit le cas auquel on a affaire, de se rendre compte, en examinant attentivement l'urine, de l'état du rein avant l'opération. Et si l'on a quelque raison de soupçonner une altération quelconque de sa structure (en exerçant, par exemple, une pression d'avant en arrière), ce ne sera pas un obstacle à la lithotritie, mais un avertissement au chirurgien, qu'il ne faut faire que peu de besogne à chaque séance, et agir avec plus de douceur et de prudence qu'à l'ordinaire dans les manœuvres nécessaires.

La dernière complication dont j'aie à vous entretenir est l'orchite ou inflammation du testicule. C'est un fait rare, et quand il se présente il a pour cause ordinaire quelque déchirure de la portion prostatique ou de son voisinage. Cette complication survint chez le malade dont je vous ai entretenu, et dont le rétrécissement rompu avant la lithotritie arrêta un fragment. Elle se présenta aussi chez un autre malade auquel j'ai donné des soins, et qui se blessa lui-même, au moment de quitter cet hôpital, en voulant s'introduire un cathéter. Le seul traitement nécessaire dans ce cas est le repos absolu et les fomentations locales chaudes ; quelquefois cependant, mais rarement, la suppuration s'établit. A part l'ennui et la douleur dus à cette complication, elle ne serait pas très-redoutable, si elle ne retardait pas la convalescence du malade en interrompant momentanément les opérations.

MOYENS DE PRÉVENIR LA PIERRE

L'histoire de la chirurgie nous apprend que depuis bien longtemps on a cherché le moyen de faire
disparaître les calculs des reins et de la vessie en
les dissolvant; mais on ne pouvait s'attendre à de
grands succès, tant que les recherches sur les propriétés chimiques des différentes espèces de calculs
furent imparfaites, et que la manière de distinguer
à quel genre de pierre on avait affaire fut ignorée.
L'administration des spécifiques avait peu d'utilité
tant que les notions touchant l'action de la nourriture
et des médicaments sur la composition de l'urine
furent si imparfaites. Certains remèdes empiriques
ont eu pourtant une grande vogue et quelques-uns
d'entre eux sont encore très-employés aujourd'hui.
On leur a attribué des guérisons nombreuses, et
quelquefois, sans aucun doute, avec raison. On ne
peut nier qu'ils aient quelquefois calmé les phénomènes de l'irritation vésicale, mais plusieurs fois
leur administration a causé de grands dommages à
la santé.

5

Plus récemment on a renouvelé ces tentatives en s'appuyant sur une base toute scientifique. On s'est rendu compte, par des expériences, de l'action dissolvante exercée par certaines substances sur toutes les variétés de pierres, et cela, dans des conditions aussi semblables que possible à celles qui existent dans le corps humain. Le microscope nous a permis de dire d'une manière à peu près positive quelle variété de pierre existe dans un cas donné, et l'expérience jointe à l'observation nous ont appris à provoquer dans l'urine la réalisation de certains phénomènes utiles à connaître. D'autres phénomènes impossibles à obtenir par l'administration interne des médicaments ont été provoqués par des injections dans la vessie. Mais la dissolution de la pierre reste encore presque entièrement une question théorique. On a rapporté cependant des faits dans lesquels ce résultat a été atteint; en voici un cité par le docteur Roberts, dans les *Medico-Chirurgical Transactions* (vol. X, 1. VIII, pag. 111).

M. de L..., âgé de 51 ans, avait été sondé par Leroy d'Etiolles, qui avait trouvé une pierre dans la vessie. Ne la jugeant pas volumineuse, ce chirurgien pensa qu'elle pouvait être broyée. Le malade, cependant, alla à Vichy, et but, le premier jour, sept ou huit verres d'eau (elle contient 44 grains de bicarbonate de soude par pinte). Le jour suivant, il en prit quinze, et l'urine, d'abord très-acide, devint fortement et toujours alcaline. En peu de jours, il arriva à vingt-deux et vingt-quatre verres. Les symptômes, très-graves au début, se calmèrent de plus en plus, et après dix-sept jours de traitement, il rendit une concrétion lisse d'acide urique portant des traces évidentes de dissolution. Depuis cette époque, il ne ressentit aucun symptôme et put se livrer avec ardeur à l'exercice du cheval, sans en ressentir aucun inconvénient.

Les calculs d'acide urique et de cystine sont les seuls qui puissent céder à l'action des dissolvants pris à l'intérieur. L'oxalate de chaux leur est complétement rebelle, quelle que soit la façon dont ils sont introduits dans la vessie, et le phosphate de chaux ou phosphate ammoniaco-magnésien demande, pour se dissoudre, un acide qu'on ne peut introduire que par l'injection. Mais pour faire disparaître une concrétion d'acide urique, même très-petite, il faut beaucoup de temps; on estime par expérience que c'est cinq à six semaines, et pendant tout ce temps l'urine doit rester constamment alcaline. Ce traitement peut se faire, sans danger pour la santé et sans aucun inconvénient pour la digestion, par l'emploi des sels de potasse combinés aux acides végétaux; mais, dans les conditions les plus favorables, cette administration prolongée des alcalins et la diurèse qui en résulte amènent une grande perte des forces et des tissus. Malheureusement aussi, à sa suite, l'urine peut devenir ammoniacale et déposer une couche de phosphates mélangés, ce qui arrêterait à l'instant la dissolution.

Quand la pierre est plus volumineuse, non-seulement un temps très-long est nécessaire, mais il arrive souvent, quelles que soient les dimensions des calculs, qu'une couche d'oxalate de chaux s'y dépose à une période quelconque, ou bien qu'ils sont enveloppés de phosphates sur lesquels les alcalis n'ont aucun effet.

Pour avoir quelque chance de succès dans la dissolution des calculs, la pierre doit être petite et de composition simple. Ces conditions renferment ce procédé dans d'étroites limites, et quand on songera que le volume de la pierre ne peut être connu qu'à l'aide du lithotriteur et qu'on est toujours incertain de sa composition, il n'y a pas de doute que dans presque tous les cas une opération sera nécessaire.

Pour prévenir la formation primitive de la pierre ou sa récidive après qu'on l'a enlevée, il est très-important de combiner les remèdes internes avec une observation rigoureuse du régime et de l'hygiène. On se rendra mieux compte de ce que nous venons d'avancer en se rappelant la manière dont se forme la pierre ; ce qui a lieu comme nous allons le dire. Les reins séparent du sang certaines substances ; ces substances traversent les capillaires des corps de Malpighi ou cellules rénales et arrivent dans les tubuli dissoutes dans l'eau de l'urine. Non-seulement ils sont en état de dissolution dans les voies urinaires, mais, de temps à autre, des transformations chimiques surviennent entre deux substances mises ainsi en contact. Les composés qui en résultent, étant plus ou moins insolubles, sont précipités ; ce qui peut avoir lieu dans le rein, l'uretère ou la vessie, ou seulement après que l'urine a été expulsée. Si ces phénomènes se reproduisent souvent, les précipités peuvent se réunir, s'accumuler et former un calcul; ou bien encore un caillot sanguin ou tout autre corps solide peut servir de noyau à ces concrétions dont le dépôt se fera rapidement. Ces précipités ou dépôts se rencontrent généralement dans l'urine quelque temps avant d'être suffisamment nombreux pour former un calcul distinct, et le microscope les reconnaît facilement. Dans presque tous les cas, le processus peut être reconnu et la cause éloignée; à défaut d'un pareil résultat, on peut, au moins, en arrêter la précipitation et, quand bien même cette dernière serait impossible à éviter, les concrétions pourraient être probablement enlevées avant d'avoir acquis un volume inquiétant. Il y a donc trois méthodes préventives : aider et modifier la marche des trans- . formations; prévenir la précipitation, sous forme solide, des composés anormaux de l'urine, en agissant chimiquement sur eux, ou bien en congestionnant mécaniquement les organes urinaires.

Comme les diverses variétés de calculs sont de compositions différentes et n'ont pas la même cause, il faudra étudier chacun d'eux en détail, ainsi que les différents corps qui les forment.

Ce sont :

1° L'acide urique et les urates;

2° L'oxalate de chaux;

3° La cystine et l'oxyde de cystine;

4° Les phosphates de chaux et de magnésie.

ACIDE URIQUE

C'est de tous les corps constituant les calculs urinaires le plus connu ; que ces calculs soient formés uniquement d'acide urique, ou de cet acide combiné avec des bases pour former des urates. Et, comme l'objet de ce livre n'est pas tant de décrire les diverses espèces de pierre que de montrer leur origine et la manière dont elles se produisent, nous envisagerons dans un même groupe celles qui sont formées d'acide urique et de ses sels. Le docteur Prout prétend que sur trois calculs il y en a toujours deux dont le noyau est formé d'acide urique ; mais on ne trouve pas cette proportion dans les autres collections. Dans celle du Collége des chirurgiens, d'après le catalogue, sur 649 calculs, 212 sont formés uniquement d'acide urique, et dans 65 autres cet acide constitue un noyau autour duquel d'autres dépôts sont venus se grouper; 14 calculs sont entièrement formés d'urate, et ce corps forme lui-même le noyau de 187 d'entre eux.

Cette proportion est beaucoup plus considérable que celle existant ailleurs et que ne pourrait le faire supposer la solubilité des urates. Les deux réunis donneraient presque la moyenne du docteur Prout. On rencontre aussi souvent des couches d'acide urique recouvrant d'autres dépôts, et on dit qu'ils forment presque les trois quarts de tous les calculs rénaux.

Cette grande fréquence de l'acide urique dans la constitution de la pierre s'explique par ce fait qu'il est constamment, à l'état normal, un des éléments de l'urine ; la proportion admise étant environ de 0,05 pour 1000 et la quantité sécrétée dans un jour par un homme bien portant de dix grains. L'acide urique à l'état de liberté est très-insoluble, mais il est tenu en dissolution dans l'urine par les bases ammoniaque, soude, potasse et chaux qui forment des urates solubles. C'est aussi sous cette forme qu'il existe dans le sang et qu'il en est séparé par les reins. Son apparition, dans l'urine, à l'état de liberté, est donc le résultat de la précipitation consécutive à la sécrétion.

L'acide urique est un dérivé des principes azotés à l'état de métamorphose rétrograde. Cet acide provient de deux sources différentes : les aliments et les tissus. Nous devons donc chercher les causes de sa quantité insolite dans les conditions qui agissent sur le processus des transformations dont, d'une part, les tissus sont sans cesse l'objet ; de l'autre, dans l'assimilation journalière de la nourriture. Quand la transformation est parfaite et entière, le produit final consiste en urée et en acide carbonique. L'acide urique représente une transformation rétrograde moins complète ou un degré d'oxydation moins avancé; aussi a-t-on pensé que l'acide urique représentait toujours un des degrés de la formation régulière de l'urée; on ne possède pas, toutefois, de raisons suffisantes pour admettre cette hypothèse. La quantité sécrétée à l'état normal est variable et dépend surtout de la nourriture; l'ingestion d'une grande quantité d'aliments azotés, c'est-à-dire de la viande, l'augmentera; la diminution de cette nourriture en abaissera la proportion, surtout si on use largement des végétaux. Certaines boissons alcooliques contribuent aussi à la formation de l'acide urique. On ne connaît pas aussi exactement quelles sont les autres influences. L'exercice paraît avoir pour premier effet d'en augmenter la proportion, si on en juge non-seulement par les dépôts d'urates concentrés dans l'urine et provenant de la sueur, mais encore par l'analyse. Il est néanmoins certain qu'une vie sédentaire dispose directement ou indirectement à la formation habituelle de dépôts d'urates et à celle d'acide urique libre. La suppression de l'évaporation cutanée augmente aussi, dit-on, la quantité d'acide urique existant dans l'urine.

L'augmentation se produit aussi dans toutes les affections aiguës : la fièvre, l'inflammation, le rhumatisme aigu, etc., et, autant qu'on peut s'en rendre compte, l'urée suit les mêmes proportions; l'augmentation de l'une et l'autre de ces substances résultant de la destruction qui s'opère dans les tissus. Les mêmes effets se produisent dans toutes les affections qui amènent l'émaciation et ils naissent de la même cause. Il existe encore une autre classe importante de maladies qui ont pour résultat une surabondance d'acide urique, et cela, très-souvent, sans que l'urée suive la même proportion : ce sont les maladies dues à un vice de l'assimilation ou affections gastro-intestinales, hépatiques ou générales, les diverses variétés de dyspepsie ou désordres du foie, et la goutte, dont l'origine, comme on le sait, provient d'une accumulation dans le sang de l'acide urique et de ses sels.

Il y a des cas dans lesquels on rencontre tous les jours la même proportion d'acide urique dans l'urine. Dans d'autres, cet acide fait complétement défaut pendant un certain temps, puis apparaît ensuite en grande quantité; il se montre dans l'urine en proportion directe de sa formation dans le sang et de la plus ou moins grande facilité de son élimination. Dans le traitement des affections calculeuses, il n'est pas seulement nécessaire de savoir exactement de quelle quantité l'acide urique et les urates ont augmenté dans l'urine, mais il faut encore et surtout se rendre compte des circonstances qui peuvent donner lieu à leur dépôt dans les voies urinaires. Ce phénomène peut se produire quand il n'existe pas d'hypersécrétion absolue ; il peut manquer, au contraire, quand il y a un véritable excès. Tout d'abord, pour nous occuper des urates, nous voyons que, très-peu solubles dans l'eau froide (1 pour 1150), ils le deviennent beaucoup plus avec l'élévation de la température (à 212° Fahrenheit, 1 partie dans 125), et que leur précipitation dépend de la quantité relative du liquide dans lequel ils sont contenus. Ceci peut être la conséquence soit de l'excès des urates, du manque relatif de l'eau dans l'urine ou de la présence d'autres substances qui diminuent la solubilité des urates. Les causes qui augmentent la formation des urates ont été décrites; voici celles qui diminuent la quantité d'eau dans l'urine :

1° L'insuffisance de l'eau prise en boisson, et probablement aussi la présence dans l'eau de matières salines l'empêchant de s'assimiler au sang;

2° La libre évaporation de l'eau par les poumons, la peau et les intestins; c'est ainsi qu'une atmosphère sèche, en favorisant l'évaporation par les poumons et la peau, et la chaleur extérieure ou l'exercice musculaire en provoquant une sueur abondante, diminueront la quantité d'eau qui doit être excrétée par les reins et augmenteront, par conséquent, la concentration de l'urine. L'abondance de la sueur, dans certaines affections, et la déperdition de liquide résultant de la diarrhée, produiront un effet analogue. Une autre manière de concentrer l'urine, c'est de la retenir longtemps. La membrane muqueuse de la vessie et celle du rectum ont la propriété d'absorber les liquides, et c'est à cette propriété de la muqueuse vésicale qu'on est redevable du peu de danger immédiat des rétentions prolongées. L'urine, retenue longtemps, est presque toujours d'une très-grande densité et chargée de lithates. L'apparition des urates ou des lithates est aussi soumise à l'influence du degré d'acidité de l'urine, car la présence d'un acide les rend moins solubles; la suppression de l'excrétion cutanée, la dyspepsie et les vices de l'assimilation en général, peuvent donc amener la présence des lithates en rendant l'urine trop acide et en augmentant la quantité absolue ou relative d'acide urique. Une des conséquences de la décomposition de l'urée, c'est de précipiter les urates, par la raison que le carbonate d'ammoniaque en diminue la solubilité.

Les urates précipités forment un dépôt épais, nuageux, variable en couleur, depuis le jaune pâle se rapprochant du blanc jusqu'au rose vif ou rouge sombre; quelquefois il existe deux couches distinctes de couleurs différentes dans l'urine qui a séjourné quelque temps. Le dépôt se mêle facilement à l'urine et la trouble. Ce trouble disparaît entièrement par la chaleur. La solubilité des urates étant beaucoup plus considérable à chaud explique pourquoi l'urine est rarement trouble au moment de l'expulsion et pourquoi des dépôts si abondants apparaissent dans une urine refroidie, alors qu'elle était limpide au moment de la miction. La couleur est due à la matière colorante qui se précipite avec les urates et explique, jusqu'à un certain point, l'état de l'économie. Le dépôt qui se forme à l'état normal sous l'influence de diverses causes accidentelles ou dans les dyspepsies ordinaires est généralement pâle; dans les affections fébriles, il est rouge; dans les affections organiques avec émaciation, il est rose.

Les urates se reconnaissent à une simple inspection; on les distingue facilement à leur dissolution, soit par la chaleur, soit par l'addition d'une liqueur potassique. Sous le microscope, les urates apparaissent généralement en groupes de petites granulations sphéroïdales sombres et opaques; quelquefois, mais plus rarement, sous forme de cônes. Si on ajoute un acide, l'acide urique se dégage et apparaît au bout de quelque temps sous forme de cristaux.

L'acide urique, quand il se dépose, est toujours débarrassé des urates dont il avait revêtu la forme dans la sécrétion rénale; mais la séparation de l'acide urique ne dépend en aucune façon de la quantité des urates; on observe souvent un dépôt abondant de ces derniers, sans apparence d'acide urique libre, et d'un autre côté, le précipité peut être entièrement constitué par l'acide urique, sans mélange d'urates amorphes. La condition nécessaire, c'est la présence de quelques acides libres capables de déplacer l'acide urique en se combinant avec les bases. Le phosphate acide de soude auquel l'urine doit son acidité normale ne pourra pas produire cet effet. L'acide qui lui donne naissance n'est pas connu et on ne s'accorde pas sur la question de savoir s'il est sécrété par les reins ou s'il est le produit d'un degré plus avancé de fermentation consécutive. La théorie de la fermentation repose principalement sur le dépôt graduel de l'acide urique souvent observé après que l'urine a été expulsée. Au moment de la miction on la trouve complétement privée de cristaux d'acide urique; mais au bout de quelques heures, qu'il se soit ou non formé un dépôt d'urates, on peut voir au fond et sur les parois du vase de petits cristaux qui augmentent en nombre et en volume, quelquefois pendant plusieurs jours. Ce phénomène ne peut, dit-on, s'expliquer que par la production interrompue de l'acide sous l'influence du mucus, qui agit comme ferment, et le dépôt serait plus rapide et plus simultané si le précipitant existait tout d'abord. On objecte à cette théorie qu'il est impossible de rendre l'acide urique plus abondant au moyen d'additions successives dans l'urine d'une solution titrée de carbonate de soude, et que la fermentation doit être excessivement rapide pour produire un précipité qui se dépose parfois dans le rein. Il y a aussi ce fait que, même après l'addition d'acides minéraux pour précipiter l'acide urique dans l'analyse, le dépôt est lent et complet seulement après vingt-quatre ou quarante-huit heures et même plus. Si

on envisage la question à un point de vue pure-
ment chimique, il semble plus probable que l'acide
se forme dans les reins et que sa précipitation est
plus rapide ou plus lente suivant son abondance,
ce qu'on observe dans les cas d'oxalate de chaux,
et les considérations physiologiques et pathologi-
ques justifient cette conclusion.

Il semble beaucoup plus probable qu'un vice de
l'assimilation (on sait qu'un précipité d'acide urique en est la conséquence) amène directement la
présence d'un autre acide dans les reins, que d'admettre qu'il est la cause de quelque transformation inconnue du mucus des voies urinaires dont
la conséquence indirecte serait la production de
l'acide par la fermentation.

C'est donc de cette manière qu'il est possible de
suivre pas à pas l'acide urique, au moment de
constituer le noyau d'un calcul. Formé dans les
tissus, ou par l'alimentation, il existe dans le sang
à l'état de solution sous forme d'urates, et peut dès
lors apparaître en quantité anormale soit à cause
d'un défaut de l'assimilation, d'une transformation
imparfaite ou d'une rétention. Les urates éliminés
du sang par les reins rencontrent un acide excrété
en même temps qu'eux, et qui, séparé tel du sang,
ou formé dans le processus excrétoire, les enlève à
leurs bases. La formation des cristaux sera plus
ou moins prompte, suivant la quantité de cet acide
et la proportion d'acide urique contenue dans le
liquide. Pour que l'acide urique devienne libre

dans les reins ou les calices, sa proportion doit être considérable et son acidité très-marquée ; aussi ce phénomène ne se produit-il que très-rarement ; mais quand il apparaît, il y a de grandes chances pour que la précipitation des cristaux s'arrête, l'insuffisance du flot du liquide se trouvant impuissante à les entraîner. Ils deviennent le centre de dépôts répétés qui constituent les calculs rénaux. Les observations dans lesquelles on rapporte que les cristaux d'acide urique ont été rencontrés dans les tubes rénaux, sont rares et ne sont pas très-authentiques ; mais les endroits où l'on a trouvé les calculs rénaux ne peuvent s'expliquer qu'en supposant qu'ils ont eu pour origine la substance même du rein. Généralement les calculs sont formés dans les bassinets des calices.

La présence d'un fragment de matière organique peut favoriser le dépôt d'acide urique. Ce fragment peut être constitué par un petit caillot sanguin ou une parcelle de mucus, comme nous le fait voir le docteur Lionel Beale. Le véritable noyau d'un calcul d'acide urique peut même être une agglomération de cristaux d'oxalate de chaux.

Quand le degré d'acidité ou de concentration est moindre, le dépôt peut ne se faire que dans la vessie ; mais ici, la déplétion périodique de cet organe et la force du courant diminueront les chances de rétention de particules cristallines de dimensions presque microscopiques. Le plus grand nombre des calculs d'acide urique qui nécessitent un jour où l'autre l'extraction, ont leur point de départ dans le rein et y atteignent un certain volume.

Plus communément, l'acide urique ne se dépose qu'après l'émission de l'urine, comme je l'ai dit plus haut; mais quand un noyau a été formé, une très-faible solution d'acide urique suffit pour que de nouveaux dépôts viennent se grouper autour de lui et alors le calcul s'accroîtra quand même il ne pourrait pas s'en former un nouveau.

On peut classer, comme nous allons le faire, les causes générales de la production des calculs d'acide urique que nous avons passées en revue, leur influence relative sur un tel résultat et leur application à des cas particuliers :

1° Accroissement absolu de la quantité d'acide urique produit et excrété;

2° Production d'un acide quelconque dont l'effet est de séparer l'acide des urates et de le précipiter ;

3° Insuffisance d'eau pour dissoudre les urates ;

4° La présence de quelque substance pouvant servir de noyau; comme, par exemple, un petit caillot sanguin ou un calcul microscopique d'oxalate en sablier. Ces deux dernières causes n'exigent pas de plus longs développements.

L'hypersécrétion absolue d'acide urique est souvent accompagnée de la formation d'acide libre. Quand ce fait n'a pas lieu, l'acide urique reste à l'état d'urates qui, étant solubles, s'échappent avec

6

l'urine et deviennent rarement l'origine de calculs, excepté chez les enfants. C'est pourquoi les affections aiguës ne donnent que très-rarement lieu à la formation de calculs, quoiqu'elles soient accompagnées d'une production abondante d'acide urique. On a remarqué cependant que les cas de pierre ont été exceptionnellement nombreux après les épidémies cholériques et que les symptômes de la pierre ont souvent fait leur apparition chez les enfants après la fièvre.

De même qu'on peut trouver un excès d'acide urique dans l'urine sans pour cela qu'il se forme des dépôts, de même il n'y peut exister qu'en quantité normale et être néanmoins précipité par un acide libre dont l'origine est souvent un vice des fonctions de la peau ou des organes sécréteurs. Il est difficile de se rendre exactement compte de l'influence qu'aura la transpiration cutanée sur la production de l'acide urique. Un refroidissement peut occasionner un dépôt d'urates et on a observé que les maladies de la peau sont surtout accompagnées de la précipitation de l'acide urique. Dans ce dernier cas toutefois, il est plus juste d'attribuer la maladie cutanée et la production d'acide urique à un trouble commun de la métamorphose des tissus que de considérer l'acide urique comme le produit de la perturbation des fonctions cutanées.

L'augmentation d'acide urique venant s'ajouter à la formation d'un acide qui peut le précipiter, est une des causes les plus fréquentes de calculs et les conditions dont ces phénomènes peuvent être la conséquence sont :

1° Une transformation anormale des tissus ;

2° Un vice d'assimilation primitif ou secondaire de l'alimentation.

Il n'est pas aisé de dire, dans tous les cas, à laquelle de ces deux causes il faut attribuer la formation de l'acide urique. La transformation des tissus, quand elle n'est pas régulière, peut occasionner une faiblesse des fonctions des organes digestifs et un vice des sécrétions digestives, et entraver l'assimilation de la nourriture. D'un autre côté, quand le sang est chargé de matériaux imparfaitement assimilés provenant des voies intestinales, il ne peut exister entre lui et les tissus cette réaction normale indispensable à leur complète métamorphose. La raison pratique pour laquelle on cherche à faire cette distinction, c'est que la transformation anormale des tissus est celle des deux qu'il est plus difficile d'atteindre et de guérir. Quand il existe des prédispositions congénitales et héréditaires à l'affection calculeuse, la cause en est probablement dans les particularités qu'offrent les transformations de tissus. On rapporte des cas dans lesquels le calcul date de la naissance, et cette affection est très-commune chez les jeunes enfants. On rencontre aussi des cas dans lesquels, à toutes les périodes de la vie, il se forme constamment des calculs, dont on ne peut trouver l'origine ni dans le mode d'alimentation, ni dans la manière de vivre, et qui résiste aux changements et aux variétés de régime. Dans ces cas, la constitution a une tendance évidente à former des calculs et dont l'hérédité est incontestable. Chez le fœtus, il est absolument certain que cette tendance a son origine dans la métamorphose des tissus et non pas dans un défaut d'assimilation de la nourriture; il est permis de croire qu'il en est à peu près certainement de même chez les enfants dont la nourriture se compose uniquement de lait. Les oiseaux carnivores et les mammifères nous offrent un exemple de cette différence dans les produits de la métamorphose. Les uns et les autres ont l'habitude d'une vie active et de pillage ; les mammifères n'excrètent que de l'urée, les oiseaux que de l'acide urique. Dans la goutte chronique dont l'accumulation de l'acide urique dans le sang est la cause et dans laquelle on voit souvent apparaître cet acide en grande quantité dans l'urine, la source en est plutôt dans les tissus que dans la nourriture. L'hérédité et sa résistance au traitement donnent encore plus de vraisemblance à cette manière de voir.

Il est probable encore que la précipitation habituelle de l'acide urique est principalement la conséquence d'une transformation imparfaite des tissus résultant d'une vie sédentaire. L'exercice active la consomption des tissus, et quand on en est privé, les transformations sont languissantes et imparfaites, et parfois la métamorphose s'habitue à s'accomplir imparfaitement.

Nous pouvons attribuer la présence de l'acide urique à un vice d'assimilation nutritive, quand la dyspepsie prédomine, ou quand l'alimentation est plus abondante que ne l'exige l'économie, ou quand il existe une disproportion entre les constituants azotés et non azotés, ou encore un abus des liqueurs alcooliques. D'après mon expérience personnelle, je pourrais dire que la pierre est fréquente chez les chasseurs, les derniers à souffrir de dyspepsie; mais chez eux, on peut attribuer son apparition à leurs habitudes. Leurs fatigues prolongées, leurs transpirations abondantes, accompagnées d'une alimentation animale copieuse, et l'usage des stimulants entre les repas, favorisent la formation d'un excès d'acide urique.

Pour ce qui est de la fréquence de la pierre chez les enfants, on se souviendra que dans les premières périodes de la vie, les changements de nourriture sont beaucoup plus rapides que dans un âge plus avancé, et que la nourriture et les excrétions s'accroissent en raison directe du poids du corps. Toute imperfection dans la transformation peut de cette façon faire naître une grande quantité d'acide urique.

La fréquence relative de la pierre chez les vieillards s'explique par ce fait, que toutes les causes précédemment énumérées ont eu le temps de produire leur effet, tandis que le ralentissement de tous les processus vitaux laisse la métamorphose cesser d'elle-même ; en outre, les chances d'expulsion sont moindres, puisque la ténacité et la vigueur de la vessie se sont affaiblis.

L'immunité relative dont jouissent les femmes tient à la facilité avec laquelle une pierre peut s'échapper à travers leur canal urétral qui est large et court ; un calcul dont le passage dans les uretères a causé de vives douleurs, s'échappe souvent de la vessie sans éveiller aucune sensation.

Peut-être pourrons-nous obtenir quelque renseignement utile en dirigeant vers un autre point, c'est-à-dire vers la statistique, nos investigations sur l'étiologie des calculs. C'est une affection commune au riche et au pauvre ; nous ne possédons pas les moyens de nous rendre compte si elle est plus fréquente chez les uns que chez les autres. L'expérience personnelle, si toutefois on pouvait s'en rapporter à elle, ce qui n'est pas, nous engagerait à conclure que dans l'enfance la pierre est plus fréquente chez les pauvres que chez les riches ; mais que c'est le contraire chez les adultes et les vieillards. La statistique semble confirmer cette manière de voir.

On a dit que l'affection calculeuse se montre plutôt à la ville qu'aux champs ; mais les faits, d'après lesquels on a établi cette donnée, ne nous permettent pas d'arriver à des conclusions positives.

La fréquence comparative de la pierre dans des circonstances données de climat et de nourriture, l'immunité comparative qui existe dans certains districts, et la fréquence dans certains autres, pourraient plutôt donner quelque certitude. Ainsi la pierre est bien plus commune en Angleterre qu'en Écosse, et en Écosse qu'en Irlande, et il est probable que l'explication qu'on en a donnée est fondée sur la vérité. En Angleterre, on consomme plus de nourriture animale et la boisson ordinaire est la bière; en Écosse, l'alimentation animale est abondante, mais la boisson est le whisky; en Irlande, le whisky forme la boisson, mais la nourriture est presque toute végétale. Les districts de l'Angleterre où l'on boit du cidre, et les bords du Rhin, jouissent aussi, dit-on, d'une immunité relative; peut-être est-il possible de l'attribuer à ce que le cidre et le vin du Rhin renferment une quantité considérable d'acides végétaux combinés à la potasse.

On ne s'explique pas si bien la fréquence de la pierre dans les comtés de l'Est, Norfolk et Suffolk. On n'y connaît rien de particulier dans l'alimentation. Des deux causes auxquelles on l'a attribuée, le climat et l'eau, la dernière est la plus vraisemblable. Le sol est crayeux et les eaux chargées de sels de chaux. Il est vrai que les calculs ne sont pas formés de ces sels de chaux; mais l'eau, ce dissolvant universel, ce milieu dans lequel toutes les métamorphoses s'opèrent, devient nécessairement moins apte à ses fonctions quand elle est habituellement chargée de sels calcaires.

Il nous reste à décrire l'acide urique comme dépôt urinaire, et les calculs composés d'acide urique et d'urates.

A l'œil nu, l'acide urique peut apparaître comme un dépôt fin et pulvérulent dont les particules détachées sont trop petites pour pouvoir être distinguées. Sous cette forme, il peut être presque blanc ou de teinte jaunâtre plus ou moins foncée ; il est rarement rouge. Quelquefois cependant, il prend la forme d'une poudre rouge et cristalline dont les cristaux peuvent être distingués et sont souvent très-volumineux. Ordinairement, plus la poussière est fine, plus elle est incolore; plus les grains sont gros, plus la teinte devient foncée; elle s'amasse au fond et sur les bords du vase auquel elle adhère et donne, au toucher, la sensation du verre pilé. On désigne ordinairement ce dépôt du nom de *sable*, quand les cristaux sont fins ; sous celui de *gravier*, lorsqu'ils sont plus volumineux. Le nom de *gravier* serait pourtant mieux approprié aux concrétions véritables, qui sont souvent rejetées en grand nombre et dont la grosseur varie depuis le volume d'une tête d'épingle jusqu'à celui d'un petit pois. Au microscope, les cristaux d'acide urique présentent diverses formes; mais leur teinte est toujours jaunâtre. Les plus communs et les plus inoffensifs, c'est-à-dire les moins aptes à engendrer des calculs, sont ceux qui se présentent comme une lamelle mince, de forme losangique ou en bateau, et dont le volume est très-variable. Ces cristaux sont fort souvent mélangés à des urates; ce sont eux qui constituent presque toujours le dépôt jaunâtre que l'on observe chez les enfants, et que l'on rencontre en nombre incalculable, mêlés de gros cristaux losangiques, dans le sable pâle et incolore des adultes. Dans le sable rouge et gros, on trouve des cristaux épais et rhomboïdaux agrégés en masses de forme et de volume variables ; dans ces masses, il est quelquefois possible de distinguer les cristaux qui les composent, tandis que dans d'autres circonstances cette distinction est impossible. Les cristaux s'agglomèrent, mais moins communément d'une autre manière, ils ont alors l'apparence d'un certain nombre de longs prismes rayonnant d'un centre commun ; outre ces formes, on en rencontre encore d'autres variétés.

Les vrais calculs diffèrent de ces agglomérations zéolithiques cristallines. Au lieu de l'augmentation de volume et de la proéminence des cristaux composants ces dernières, les interstices existant entre les cristaux des vrais calculs sont remplis d'un dépôt secondaire ; les contours de ces cristaux sont émoussés, leurs pointes seules font saillie, et quelquefois encore la surface des calculs est tout à fait lisse. On se rend compte du progrès de leur formation, en faisant tremper des petits calculs dans une dissolution étendue d'alcali qui, en dissolvant le dépôt secondaire, permet de voir le groupe stellé de cristaux ; nous avons vu un amas de cristaux de cette nature, qui avait été rendu après un traitement, et dont le volume égalait celui d'un pois de grosseur ordinaire.

D'autres fois un certain nombre de cristaux ou de

groupes cristallins sont reliés entre eux par de la matière animale, et c'est sur cette masse que s'accumule alors le dépôt secondaire. C'est ainsi seulement que les urates peuvent former un véritable noyau, puisque par leur nature ils n'ont pas de cohésion.

Quand un noyau s'est formé de cette façon, le dépôt s'y accumulera plus ou moins rapidement, suivant la quantité actuelle d'acide urique ou d'urates ; c'est à cette variation dans les proportions, qu'est due la forme des calculs en lames.

Les calculs d'acide urique peuvent varier de poids, depuis quelques grains de la grosseur d'un grain de millet, jusqu'à six ou huit onces et plus. Les plus petits sont ordinairement sphéroïdaux, lisses pour la plupart, d'aspect granuleux, mais aussi quelquefois rugueux. Ils peuvent s'échapper un à un à des intervalles variables, ou en nombre incalculables, par douzaine dans l'espace de deux ou trois jours et quelquefois par centaines dans le cours de plusieurs années. Dans les cas de ce genre, les calculs sont ordinairement de volume uniforme et ils ont reçu la dénomination spéciale de calculs pisiformes, quoiqu'ils atteignent rarement le volume d'un pois.

Lorsque le calcul d'acide urique est trop gros pour s'échapper par l'urèthre, il est en général ovale et aplati, de couleur brun jaunâtre ou fauve, à surface granuleuse assez lisse. Ces calculs sont durs et ont un poids spécifique de 1, 5. A la coupe ils présentent des lamelles concentriques et des stries rayonnantes ; la surface coupée est susceptible d'un très-beau poli, la cassure peut en être terreuse ou présenter une structure cristalline dont les prismes ont souvent la même direction que les stries rayonnantes. Les couches se séparent quelquefois facilement les unes des autres.

On reconnaît qu'un calcul est formé d'acide urique, quand ses fragments sont insolubles dans l'eau bouillante, dans l'acide acétique froid et dans l'acide hydrochlorique dilués ; quand ils sont solubles dans une solution de potasse bouillante, et qu'ils se précipitent sous l'influence des acides en cristaux de formes caractéristiques ; quand ils produisent de la murexide pourpre par l'addition d'acide nitrique et d'ammoniaque, et qu'ils se consument entièrement dans la flamme au chalumeau.

Les calculs formés uniquement d'urates ne sont pas communs et on ne les rencontre, dit-on, que chez les enfants. Ils sont plus pâles, plus lisses, plus tendres et plus terreux ; leur cassure est amorphe et présente des couches concentriques et des stries rayonnantes moins distinctes. Leurs fragments sont solubles dans l'eau bouillante et un acide précipite de cette solution des cristaux d'acide urique.

Quand la vessie contient deux ou plusieurs calculs, leur contact et leur frottement réciproque y fait naître des facettes planes et lisses. Une pierre peut de cette façon devenir polyédrique et sa forme être modifiée de différentes manières par diverses circonstances.

Ainsi que nous l'avons déjà dit, des dépôts d'oxalate de chaux, d'urates ou de phosphates peuvent succéder à l'acide urique ; les *oxalates,* par la substitution de ce corps à l'acide urique ; les *urates,* par suite d'un commencement de décomposition de l'urée et la production de carbonate d'ammoniaque en présence desquels les urates sont moins solubles ; les *phosphates,* par une transformation plus avancée de l'urée et la précipitation de phosphates de chaux mélangé de phosphate ammoniaco-magnésien, conséquence d'une production exagérée d'ammoniaque.

OXALATE DE CHAUX

Cette substance est, après l'acide urique, une des plus importantes de la constitution des calculs. Elle peut à elle seule former une pierre ou le noyau sur lequel d'autres dépôts viennent s'accumuler ; elle enveloppe souvent les calculs d'acide urique ou d'urates de couches assez épaisses pour être admise dans la classification, mais fréquemment assez minces pour échapper à l'observation et à son examen superficiel.

Parmi les 649 calculs du musée du Collége des chirurgiens, 13 sont entièrement composés d'oxalate de chaux, 62 ont leur noyau formé de cette substance, et dans 90 autres elle constitue des couches plus ou moins épaisses.

L'oxalate de chaux n'existe pas dans l'urine normale ; mais il s'y en dépose très-fréquemment et on le voit apparaître dans un grand nombre de circonstances diverses. Ses rapports chimiques lui assignent quatre origines différentes.

L'acide oxalique peut se retirer du sucre et de

l'amidon, en les suroxydant au moyen de l'acide nitrique ; de l'acide urique au moyen de la chaleur et de l'air dont les influences oxydantes sont moins énergiques. On en a conclu que ce corps peut naître dans l'économie de l'acide urique, par suite de la transformation des matières azotées des aliments et des tissus, ou provenir du sucre ingéré dans l'alimentation ou formé dans le foie ; l'acide oxalique se combine ensuite avec la chaux, pour laquelle il a une grande affinité. On a prétendu que l'acide oxalique naissait après la sécrétion de l'urine par suite de la décomposition des urates. Ceci peut arriver dans certains cas ; mais l'oxalate de chaux engendré de cette façon ne peut avoir aucune importance dans la formation des calculs ; et il est certain que ce n'est pas là la seule manière dont se forme cette substance. On a dit, pour justifier cette manière de voir, que le dépôt d'oxalates augmente toujours quand l'urine a été émise depuis quelque temps ; ce n'est là, toutefois, que le résultat d'une précipitation lente, comme dans le cas d'acide urique. L'oxalate de chaux de l'urine peut aussi provenir d'une source dont nous n'avons pas encore parlé, notamment des oxalates solubles pris en nourriture ou pour faire des expériences. Il n'est pas probable qu'un calcul se forme jamais de cette façon ; mais ce fait éclaircit certaines questions de la pathologie de l'oxalate de chaux. L'urine d'une personne qui prend de la rhubarbe contiendra un dépôt d'oxalate, quoiqu'elle n'en ait pas présenté de traces auparavant, et ce précipité se dépose exactement comme on le voit ordinairement. Si on examine immédiatement l'urine émise quelques heures après l'ingestion de la rhubarbe, on n'y rencontrera probablement pas de cristaux. Quand l'urine aura reposé pendant quelques heures, on y trouvera de petits cristaux octaédriques nombreux. Douze heures après ces cristaux seront en plus grande quantité et plus volumineux. Il est clair, dans ce cas, que l'acide oxalique n'est pas le résultat d'une décomposition, mais passe du sang dans l'urine. Le même fait se produisant, que l'acide oxalique soit ou non ingéré avec la nourriture, il est probable que le processus est identique dans les deux cas, c'est-à-dire, le résultat de la précipitation lente. Nous apprenons de la même manière que l'acide oxalique doit exister primitivement dans le sang, sous forme, sans doute, d'oxalate de potasse ou de soude. La combinaison avec la chaux existant dans le sang et la formation d'oxalate de chaux insoluble que l'affinité puissante de ces deux corps devrait produire, est en quelque sorte annihilée ; comme dans d'autres cas, les réactions chimiques sont modifiées par la présence de matières organiques et surtout des tissus vivants. C'est sous cette forme qu'il passe dans les tubes rénaux, où les conditions changent et dans lesquels l'oxalate de chaux est formé et précipité après un temps plus ou moins long, suivant sa quantité et diverses autres circonstances.

L'oxalate de chaux se présente dans l'urine sous deux aspects différents, en cristaux octaédriques et en cristaux ayant l'apparence de sabliers ; mais c'est aux premiers seulement que peut s'appliquer entièrement ce que nous avons dit plus haut. Ces cristaux se forment lentement, ils se multiplient et grossissent, comme nous l'avons décrit ; les autres, au contraire, quand ils apparaissent, existent dans l'urine au moment de la miction et ne s'accroissent plus. Ces derniers cristaux, comme ceux de forme octaédrique, peuvent être la conséquence de l'injection de l'acide oxalique.

Les cristaux octaédriques se voient parfaitement bien au microscope ; ils sont légèrement aplatis, mais cette dernière conformation n'est pas toujours visible. Leur volume est variable, les plus petits apparaissent sous le champ du microscope comme des points brillants à contour carré. Les cristaux plus volumineux présentent en outre des lignes diagonales qui s'entrecroisent et laissent voir les angles formés par les facettes. On peut par suite, dans les cristaux très-volumineux, apercevoir la projection des angles de l'octaèdre.

Les cristaux en sabliers et ceux de formes analogues tels que les sphéroïdaux, les circulaires et les ovalaires, se rencontrent moins fréquemment ; ils sont ordinairement, sinon toujours, accompagnés de cristaux octaédriques. Lorsqu'ils existent, on les trouve, comme nous l'avons dit, dans l'urine aussitôt la miction ; ils n'augmentent ni en nom-

bre, ni en volume quand l'urine a déposé. On doit
attacher une importance particulière à ces cristaux en sabliers, au point de vue de la formation
de la pierre. Le docteur Lionel Beale les a rencontrés dans les tubes rénaux, beaucoup plus fréquemment que les autres dépôts cristallins ; on les
a vus encastrés dans des alvéoles et former le nucléole de certains calculs dont le nucléus consistait,
à ce que l'on croit, en acide urique ou en urates.
Si des observations plus nombreuses montraient
beaucoup de cas de cette espèce, on pourrait attribuer à cette disposition les anomalies que l'on rencontre dans l'histoire des affections calculeuses.

L'exposé qui va suivre est le résultat de quelques recherches entreprises dans le but d'éclaicir
cette question.

1° Un grand nombre de calculs pisiformes, la plupart blan-
châtres, polis, polyédriques ; les autres sont d'un rouge pâle,
rugueux et plus petits.

Les couches extérieures sont compactes, lamelleuses et
composées de phosphates mélangés. A l'intérieur de cette enveloppe, on trouve une substance blanche, douce, se rédui-
sant facilement en poussière, composée d'urates et de phosphates. Au centre, un tout petit noyau (plus petit que la plus
petite tête d'épingle), lisse et d'un brun rougeâtre. Acide
urique. Dissous dans une solution étendue de potasse, ce calcul a fait voir un nucléole en sablier, composé d'oxalate de
chaux. Les cristaux en sablier sont de volume différent et parfaitement conformés ;

2° Onze calculs extraits par la lithotomie. — Nucléus d'acide
urique. — Au centre, fragment de matière organique. — Pas
de cristaux en sablier.

7

3° Nucléus probable de calculs volumineux, formé d'acide urique extrait par la lithotritie. — Pas de cristaux en sablier;

4° Fragment volumineux, que l'on suppose renfermer un noyau, extrait par la lithotritie. — Acide urique. — **Pas de cristaux en sablier;**

5° Trois calculs choisis parmi cinq pierres d'acide urique, ayant l'aspect de graine de melon, d'un brun jaunâtre, dense, dur; cassure cristalline; laminés en couches minces et pâles, séparant des couches plus épaisses et plus foncées, denses jusqu'au centre. — Acide urique et lamelles d'oxalate de chaux. — Nucléus. — De volumineux cristaux en sabliers; la forme n'en est pas parfaite;

6° Calcul rénal ayant occupé complétement l'enveloppe du rein, composé presque tout entier de phosphates. — Un nucléus apparent, formé de sang. — Un nucléus véritable, formé d'acide urique. — Pas de cristaux en sablier.

L'oxalate de chaux est rarement assez abondant pour constituer un dépôt visible. Il arrive souvent toutefois, qu'en regardant l'urine à la lumière, on voit briller les cristaux au milieu du léger nuage de mucus dans lequel ils sont suspendus. Il n'existe pas de sable d'oxalate de chaux; ce qui s'en rapproche le plus, c'est une réunion de calculs microscopiques formés par des groupes de cristaux en sablier. Il peut se faire pourtant qu'on trouve un un gravier pisiforme d'oxalate. Les circonstances dans lesquelles on voit apparaître l'oxalate de chaux dans l'urine sont très-variables. On peut rencontrer ce corps dans tous les genres de débilitation et aussi dans un état de santé apparent, mais rarement dans les affections fébriles; il est ordinairement associé à un excès d'urée, dans une urine d'un poids spécifique considérable et de couleur foncée. Souvent aussi, il est accompagné d'un dépôt plus ou moins abondant d'urates, qui, quand les cristaux en sont très-petits, peut les cacher complétement. Parmi les causes qui donnent lieu à la présence de l'acide oxalique dans l'urine ou à l'oxalurie, comme on l'appelle, on compte : les troubles de la respiration, tels que la bronchite chronique et l'emphysème; les affections du foie, comme la jaunisse; l'épuisement du système nerveux par le travail intellectuel, par les fatigues corporelles excessives, les excès vénériens, la spermatorrhée; par une alimentation trop copieuse et le manque d'exercice et, comme nous l'avons dit, la débilitation, quelle qu'en soit l'origine. La source la plus fréquente est peut-être la dyspepsie. Le docteur Golding Bird la considère comme constituant une diathèse quand elle coïncide avec les dépôts d'oxalate. Les caractères de cet état sont pour lui des troubles digestifs avec flatuosités, de la constipation intestinale, de la douleur lombaire; une mélancolie fatigante, une irritabilité habituelle, l'émaciation et l'impossibilité de tout exercice du corps ou de l'esprit.

On ignore complétement les conditions qui favorisent la formation des cristaux en sablier, plutôt que les cristaux octaédriques; cette question a pourtant une grande importance. Les cristaux en sabliers sont toujours précédés, accompagnés ou suivis des cristaux octaédriques; ce qui semble indiquer un degré d'aggravation de la maladie; mais ils se produisent indifféremment, qu'il y ait ingestion d'acide oxalique, dyspepsie ou débilité.

Dans ces diverses circonstances, l'acide oxalique est le résultat d'une transformation imparfaite et rétrograde des aliments et des tissus. Le changement peut être trop considérable, mais imparfait, comme le démontre l'hypersécrétion d'urée. Il est peu probable qu'il soit constitué par le sucre de l'alimentation; aussi en concluons-nous qu'il est surtout formé de matières azotées. Les expériences de Frerichs et de Wöhler, en faisant voir que l'acide urique administré la nuit, amène la présence d'oxalates dans l'urine du matin, semblent prouver que l'acide urique est un degré de processus de l'oxydation.

Il n'est pas nécessaire de nous occuper encore à chercher quelle est la source probable de l'acide oxalique, qu'il provienne de la nourriture ou des tissus; non plus que du point où se forme le calcul primitivement. Les considérations émises dans le traitement de l'acide urique peuvent trouver ici leur application. La formation du calcul dans les reins est peut-être plus évidente dans les cas d'oxalates que dans ceux d'acide urique.

En considérant l'oxalate de chaux au point de vue de la formation du calcul, on est frappé de la constance des proportions relatives existant, dans différentes circonstances, entre les calculs d'acide urique et ceux d'oxalate; et nous trouvons là une relation de cause à effet.

Nous ne pouvons pas dire que l'une des deux affections soit la maladie des riches, et l'autre celle des pauvres, ou que l'une hante la population des villes, et l'autre celle des campagnes, ou encore que l'une soit le produit d'une alimentation animale, et l'autre d'une alimentation végétale. Nous voyons pourtant une analogie remarquable dans la proportion des noyaux et des calculs d'acide urique ou d'urate, quand la fréquence excessive des calculs indique une origine spéciale; de même quand il n'y a pas de cause de cette nature. La comparaison que l'on peut établir entre les collections du Royal-College des chirurgiens et Guy's-Hospital et celle de Norwich-Hospital en est la démonstration.

	Acide urique ou urates.	Oxalate.
Royal Collége des Chirurgiens.	479	95
Guy's Hospital.	269	47
Norwich Hospital	506	84

La proportion, comme on le voit, est de 1 à 5, de 1 à 5 et demie, et de 1 à 6 respectivement.

Ce rapport numérique constant, dans des conditions différentes, tend à prouver que les deux espèces de calculs sont très-intimement unis quant à leur origine ; il démontre de plus que quelle que soit l'enchaînement des circonstances favorisant la formation des calculs d'acide urique chez certaines personnes, un enchaînement tout à fait semblable favorise chez d'autres la formation de calculs d'oxalate, et cela, dans des conditions identiques ; la tendance à produire l'une ou l'autre espèce dépend de quelque idiosyncrasie ou de quelque cause accidentelle. Mon expérience personnelle me porterait à penser que les calculs d'oxalate de chaux sont plus fréquents chez les enfants que chez les adultes et comparativement rares dans la vieillesse.

Le genre de calcul d'oxalate de chaux que l'on rencontre ordinairement a reçu le nom de calcul mural, à cause de sa couleur foncée et de sa surface rugueuse et mamelonnée. Il en est une variété rare dont la couleur est d'un brun pâle ou d'un blanc pur. Ces calculs sont durs et pesants, propriétés qui les rendent plus nuisibles à cause des lésions qu'ils font naître sur la muqueuse vésicale ; ils occasionnent aussi des symptômes plus douloureux que les calculs d'acide urique. La couleur foncée est attribuée à une altération de la matière colorante du sang qui s'infiltre pendant les hémorrhagies provoquées par le calcul. Dans les calculs mixtes, l'oxalate de chaux est superposé à l'acide urique, ou c'est le contraire qui a lieu. L'oxalate se dépose fréquemment sur des lithates ou des urates, mais il se recouvre rarement d'un dépôt d'urates. L'oxalate est souvent enveloppé de phosphates.

CYSTINE ET OXYDE XANTHIQUE OU XANTHINE

Ces substances n'entrent jamais comme élément dans l'urine normale, et n'y forment que très-rarement un précipité. La cystine est une matière organique, remarquable par la grande proportion de soufre qu'elle renferme. Elle se dissout aussi facilement dans les alcalis que dans les acides minéraux. Le précipité prend la forme de lames hexagonales, particularité qui en fait facilement reconnaître la nature. Les calculs formés par cette substance ressemblent, à première vue, à ceux d'acide urique ; leur couleur est jaune, leur surface grenue, la coupe radiée ; ils sont néanmoins plus mous et plus friables et prennent, sous l'influence d'une exposition prolongée à la lumière, une teinte verdâtre.

La xanthine est encore plus rare que la cystine. On ne connaît qu'un très-petit nombre de cas dans lesquels ce corps ait été rencontré dans l'urine à l'état de dépôt ou de calcul. Elle a une grande ressemblance avec l'acide urique ; elle en diffère par deux atomes d'oxygène en moins. Dans l'un des cas que l'on cite, les petits calculs, qu'on reconnut par hasard comme formés de xanthine, avaient d'abord été pris, en raison de leur couleur jaune foncée, de leur forme sphérique et du poli de leur surface, pour des calculs d'acide urique. Cette substance est si rare qu'il n'est pas utile d'en parler plus longuement.

PHOSPHATES DE CHAUX ET DE MAGNÉSIE

On rencontre souvent des calculs phosphatiques très-volumineux, que l'on reconnaît facilement à leur couleur blanche et à leur grande friabilité. Ils sont insolubles dans les alcalis, solubles dans les acides minéraux dilués; leur solution forme un précipité avec l'oxalate d'ammoniaque. Le plus souvent, ces calculs sont constitués par des phosphates mélangés, c'est-à-dire des phosphates de chaux et des phosphates ammoniaco-magnésien ou phosphate triple. Ce sont des composés secondaires, dus non pas à un excès de phosphate de chaux ou de magnésie dans l'urine, mais à la précipitation de ces substances par l'ammoniaque. On a vu des calculs formés entièrement de phosphate de chaux, mais ces cas sont très-rares.

Les phosphates de chaux et de magnésie entrent dans l'urine normale. Ils sont insolubles dans l'eau, mais dissous dans l'urine par le phosphate acide de soude. Les calculs entièrement composés de phosphates ne sont pas très-communs, ils ne se rencontrent dans les collections que dans la proportion de six à huit pour cent. Il est extrêmement rare de les voir former des noyaux sur lesquels d'autres dépôts viennent s'accumuler; mais, en revanche, on observe souvent des couches phosphatiques fort épaisses enveloppant de l'acide urique, des urates ou de l'oxalate de chaux.

Il n'est pas nécessaire de passer en revue les circonstances qui peuvent accroître la quantité de phosphates terreux de l'urine. Les seules conditions à examiner sont celles qui déterminent leur précipitation, et ces conditions sont tout simplement celles qui font naître l'alcalinité de l'urine. Ce phénomène peut être dû, d'une part, à un alcali fixe, à de la soude, de la potasse ou de la lithine; d'autre part, à de l'ammoniaque; les causes déterminantes sont complétement différentes dans l'un ou l'autre cas. L'urine peut être rendue alcaline par les alcalis fixes pris à haute dose, surtout quand ils sont combinés aux acides végétaux, tels que le citrate ou le tartrate de soude ou de potasse, etc. Beaucoup de fruits contiennent des sels de potasse et leur usage rend l'urine alcaline. L'urine sécrétée peu de temps après le repas est légèrement alcaline, et quelques formes de dyspepsie rendent cet état persistant. Quand l'uriné doit sa réaction alcaline à la présence d'un alcali fixe, le papier de tournesol, devenu bleu ou brun par l'immersion, garde cette teinte lorsqu'il est sec, et le phosphate de chaux est précipité, ce qui rend l'urine trouble, à moins, toutefois, que l'alcali existe sous la forme de bicarbonate. C'est un dépôt blanchâtre, amorphe, vu au microscope; il se distingue de l'urate amorphe, parce que la chaleur ne le dissout pas, tandis qu'il l'est par l'acide acétique. La simple précipitation du phosphate de chaux par les alcalis fixes ne produit pas de calculs.

Quand c'est l'ammoniaque qui rend l'urine alcaline, le phosphate d'ammoniaque et de magnésie se précipite en même temps que le phosphate de chaux en magnifiques cristaux prismatiques et transparents. La réaction ammoniacale ne provient pas d'une hypersécrétion d'ammoniaque, mais de la décomposition de l'urée en carbonate d'ammoniaque et en eau. Cette décomposition se produit toutes les fois que la vessie n'est pas parfaitement vidée pendant quelque temps, et surtout quand sa muqueuse altérée secrète du mucus ou du muco-pus. Cet état peut être la conséquence d'une obstruction mécanique, telle que l'hypertrophie de la prostate ou un rétrécissement de l'urèthre chez l'homme; et, chez la femme, d'un déplacement utérin, d'un accouchement long et laborieux, ou de l'irritation causée par la présence d'un corps étranger, tel qu'un calcul; d'une faiblesse de la vessie, comme l'atonie' des parois musculaires, la cystite, la paraplégie, les affections cérébrales ou le coma dans la fièvre.

Si, par l'une de ces causes, l'urine se trouvant

habituellement retenue dans la vessie, l'urée vient à subir la décomposition dont nous avons parlé, l'ammoniaque est mis en liberté et agit comme irritant sur la muqueuse de la vessie; l'inflammation se produit accompagnée d'une sécrétion abondante de mucosités, et l'urine, expulsée, troublée par un précipité phosphatique, rendue visqueuse par le mucus, devient fétide et alcaline à cause de l'ammoniaque. Le mélange intime du précipité solide et du mucus pouvant agir comme ciment, forme un amalgame qui dispose au calcul; et, lorsqu'il existe un nucléus d'acide urique ou d'oxalate, il est en peu de temps recouvert d'une incrustation de phosphates.

TRAITEMENT PRÉVENTIF

On a vu, par la description précédente des diverses espèces de pierre et leur mode de formation, qu'un calcul n'apparaît pas subitement. Ordinairement, la constitution de l'urine, dont il est la conséquence, se produit graduellement et existe pendant quelque temps, avant que le véritable dépôt de matières solides, formé dans les voies urinaires, donne lieu à des phénomènes ou à des changements dans l'aspect de l'urine assez évidents pour attirer l'attention du malade. C'est à ce moment qu'on doit recourir au traitement préventif. Très-souvent aussi, un ou plusieurs petits calculs s'échappent, ou bien encore des signes de la présence d'une pierre dans les reins ou les uretères apparaissent, et l'on range dans le traitement préventif les tentatives faites pour déloger ces calculs, avant qu'ils n'aient acquis un trop gros volume. Dans les cas de ce genre, la dissolution est des plus utiles, et, en même temps, la mieux destinée à réussir. La pierre ne peut pas être atteinte par les instruments avant son arrivée dans la vessie ; et, en outre, à ce moment, on a les plus grandes chances de la trouver petite et de composition uniforme ; elle est disposée de telle façon qu'il passe constamment à sa surface un courant d'urine, en sorte que le dissolvant se renouvelle sans cesse.

Les signes précurseurs de la formation d'un calcul se trouvent dans les sensations du malade et l'aspect de l'urine. Les sensations sont dues à la présence dans l'urine de quelque composé anormal qui irrite les reins et la muqueuse des voies urinaires. Elles constituent rarement une véritable douleur et sont souvent méconnues ou attribuées à d'autres causes ; quelquefois même, elles manquent complétement. Une douleur sourde existe souvent dans les lombes ; ou bien c'est une sensation de pesanteur et de fatigue, occasionnée probablement par une congestion des reins, mais que l'on attribue souvent à de la fatigue.

Un autre signe de la présence de l'acide urique ou d'oxalates dans l'urine, c'est une sensation d'ardeur dans la vessie qui donne lieu à de fréquentes envies d'uriner. La miction, dans ce cas, est parfois accompagnée de chaleur et même de brûlure le long de l'urèthre.

Aussi, toute douleur habituelle ou fréquente de la région lombaire, surtout quand on ne peut l'attribuer à un exercice excessif ; toute sensation pénible dans la vessie ou de chaleur le long de

l'urèthre, toute fréquence anormale de la miction,
tout besoin pressant d'uriner doit diriger l'attention
vers l'état de l'urine, et son examen révèlera bien
souvent la cause de ces sensations anormales.

Leur aspect sera celui que nous avons décrit
déjà ; mais s'il s'agit d'oxalate de chaux, le malade
pourra ne le point remarquer. L'urine quelquefois,
parfaitement limpide au moment de la miction, ne
dépose, qu'en se refroidissant, une quantité plus
ou moins considérable d'urates. Ceci arrive de
temps à autres chez les sujets bien portants, mais
ne doit pas être habituel. Quand il en est ainsi, il
faut soumettre l'urine à l'examen microscopique.
Dans ces cas, le plus souvent, quand l'urine aura
déposé, on trouvera des cristaux d'acide urique
dont le volume et le nombre se seront accrus, si on
les examine une seconde fois, douze heure après.
La rapidité avec laquelle se formeront ces cristaux
et leur nombre indiqueront quelle est leur tendance à se déposer dans les voies urinaires, et
quelle est l'urgence du traitement. Dans les cas
les plus graves, on trouvera, quand l'urine aura
reposé pendant un certain temps, un sédiment cris-
tallin et rouge d'acide urique accompagné ou non de
couches lithiques superposées ; ces cristaux adhére-
ront quelquefois fortement aux parois du vasc.

Quand on aura à craindre la formation d'une
pierre phosphatique, les symptômes seront si in-
tenses qu'il n'est pas nécessaire de leur consacrer
ici une description particulière.

Les cas que l'on rencontre chez les enfants exigent une mention spéciale. Les statistiques nous apprennent que l'affection calculeuse se produit aussi souvent pendant les dix premières années que pendant tout le reste de la vie. On ne peut demander aux enfants un compte exact des sensations qu'ils éprouvent, et leurs sécrétions peuvent passer inaperçues. Ordinairement, pourtant, leur urine offre certains indices qui peuvent attirer l'attention sur l'état de cette sécrétion, avant même que le calcul ne soit formé. La membrane muqueuse, chez les enfants, semble plus sensible aux éléments anormaux de l'urine. On s'en aperçoit à la fréquence de la miction, à la douleur qu'elle provoque et à la force d'expulsion de l'urine. Il peut aussi se manifester un suintement purulent léger dans l'urèthre, avec douleur au méat urinaire. L'incontinence nocturne d'urine est une autre conséquence fréquente de l'irritation que fait naître l'urine chargée d'acide urique ou d'un excès d'oxalate, et on a vu des cas de strangurie qui ne pouvaient être attribués qu'à cela.

Chez l'enfant, l'urine est naturellement abondante, plus pâle que chez l'adulte et moins disposée à déposer accidentellement des urates. Mais tous les dépôts rencontrés chez l'adulte peuvent se trouver dans l'urine de l'enfant, et les urates être assez abondants pour troubler l'urine au moment de la miction. C'est seulement chez les enfants qu'on trouve des calculs uniquement formés d'urates. Comme les urates sont plus pâles, l'urine peut y gagner une teinte laiteuse. Les phosphates lui communiqueraient un aspect semblable. On distinguera parfaitement ces substances par l'examen chimique et microscopique.

Le traitement à suivre pour éviter la formation de concrétions ou de calculs, variera avec la nature du dépôt; mais toujours on aura recours aux mêmes principes, c'est-à-dire :

1° Diminuer l'abondance de l'élément anormal de l'urine ou dissiper, pour ainsi dire, la diathèse;

2° Prévenir la précipitation de la matière calculeuse;

3° Diluer constamment l'urine par des boissons abondantes et exciter de temps à autre les voies urinaires.

Pour atteindre le premier point, il faut surveiller très-attentivement l'alimentation, l'exercice, les sécrétions en général. Il faut se souvenir que les constituants de l'urine ont une double origine dans l'alimentation et les tissus. Une digestion parfaite et une transformation complète sont donc nécessaires pour conserver ces éléments à l'état normal. Quand on a des raisons de redouter un dépôt d'acide urique, il faut régler avec soin l'alimentation ; elle doit être simple, de digestion facile, et surtout d'une abondance modérée. La nourriture animale y entrera pour une part modeste et sera divisée entre les différents repas, afin qu'il n'y ait pas de moments où il entre dans le sang une

trop grande quantité de matières azotées. On doit,
autant que le permettent les organes digestifs, lui
substituer les éléments farineux. La nourriture
uniquement végétale rend l'urine alcaline, et par
cela même les calculs d'acide urique impossibles ;
mais bien souvent la prépondérance seule de l'alimentation végétale produit la dyspepsie. Une digestion parfaite est la condition essentielle pour empêcher la formation de l'acide urique. L'ale et le porter
doivent être défendus d'une manière absolue ; il en
est de même des vins alcooliques, tels que le Porto
et le Xérès. Les vins préférables dans ces cas, sont
ceux du Rhin, de Bourgogne ou de Bordeaux. On
ne devra boire aux repas qu'une seule sorte de vin,
et modérément ; le cru sera choisi suivant les particularités présentées par la maladie. L'eau-de-vie
mêlée à l'eau de seltz ou l'eau lithique effervescente
très-étendue sont d'excellentes boissons.

L'exercice est de la plus haute importance ; il
sera modéré et journalier, et non pas forcé et in-
termittent. Il introduit dans l'économie l'oxygène
en abondance, en activant la respiration et trans-
formant les tissus. Cette consomption de matière
absorbe une plus grande quantité d'éléments azotés de l'alimentation, éléments dont l'oxydation imparfaite donne de l'acide urique. Il faut donc que le
malade fasse chaque jour, à pied ou à cheval, une
promenade assez longue pour favoriser l'activité
fonctionnelle de la peau, sans amener de la fatigue.

Il est absolument nécessaire de surveiller les sé-

crétions et les excrétions. Les sécrétions abondantes versées dans le canal alimentaire n'ont pas
seulement une action importante sur la nourriture
avec laquelle elles sont mêlées, mais elles sont elles-
mêmes résorbées. Aussi ont-elles une double influence sur le résultat final de la métamorphose ;
d'abord par leur action sur le premier degré de l'assimilation, ensuite, parce qu'elles renferment des
matières azotées et non azotées à l'état de transformation rétrograde, intermédiaire à la nourriture,
aux tissus et aux excrétions. Tout défaut ou perturbation dans les sécrétions, aura donc un effet sur
la composition des excrétions. Il est nécessaire aussi
que les différents organes excréteurs soient dans
un état satisfaisant. Les excrétions résorbées dans le
sang retardent et vicient la métamorphose, comme
les produits de la combustion qui ne peuvent trouver d'issue, éteignent le feu.

Ainsi devra-t-on surveiller les fonctions cutanées
et intestinales. Pour la peau, on aura recours à des
frictions avec de la flanelle et un bain turc de temps
à autre. Quant aux intestins on les tiendra libres.
Il faudra, parmi les purgatifs, insister modérément
sur les purgatifs salins, excepté dans le cas où le
malade aurait une nourriture très-forte et serait
pléthorique. Les meilleurs seront ceux où l'action
s'étendra en même temps au foie. La part importante que prend cet organe dans le processus de
l'assimilation, au moyen des transformations qu'il
opère dans le sang dont il est traversé, et de l'ac-

tion qu'exerce la bile sur la nourriture arrivée dans le canal intestinal, tendrait à nous faire croire qu'un trouble quelconque de ses fonctions doit réagir sur l'état de l'urine ; c'est, en effet, ce qui arrive dans les maladies organiques du foie. Il est important de se souvenir sans cesse, que tout trouble hépatique doit être dissipé, et que s'il n'en existe pas, on se trouvera toujours très-bien de l'emploi des médicaments qui augmentent l'activité de cet organe.

La diminution de la quantité d'acide urique de l'urine est l'œuvre du temps ; et jusqu'à ce qu'on ait atteint ce résultat, il faut absolument empêcher cet acide de se mettre en liberté et de se précipiter ; ce qui constitue la seconde indication importante. On atteint ce but par l'administration des alcalins ; mais le choix à faire parmi eux, et leurs différentes préparations, ne sont pas sans importance. L'ammoniaque est inutile, puisque cette substance n'a que peu ou point d'influence sur l'acidité de l'urine. Il n'en est pas de même de la soude, de la potasse et de la lithine avec lesquels on atteint facilement ce résultat ; mais les sels d'acide urique formés par ces bases ont une solubilité différente ; celui de potasse est le plus soluble. Je ne puis mieux faire, à ce propos, que de rapporter le passage suivant, d'un excellent travail du docteur William Roberts, de Manchester, sur le traitement à suivre pour dissoudre les calculs urinaires. Ce travail fut publié, pour la première fois, dans les *Medico Chirurgical*

Transactions, vol. XLVIII ; il y expose les résultats d'expériences très-bien faites sur l'acide urique au moyen des solutions de soude, de potasse et de lithine.

« On trouva le sel de potasse bien préférable
« pour dissoudre l'acide urique à celui de soude. »
Et, dans une note explicative, le même auteur dit
encore : « On fit aussi quelques expériences avec le
« carbonate de lithine, vanté dans ces derniers
« temps comme dissolvant de l'acide urique. Il fut
« constaté que sa puissance était de beaucoup
« inférieure aux carbonates de potasse et de soude.
« Il paraît devoir sa réputation à son insolubilité
« relative. On ne put s'en servir qu'en solution
« très-étendue, et ce sont ces solutions que l'on
« compara à des solutions de potasse et de soude
« beaucoup trop concentrées pour produire une dis-
« solution effective. »

La potasse est donc le plus utile des alcalins dans la pratique ; on peut l'employer sous forme de liqueur potassique, de bicarbonate ou d'un sel dérivé d'un acide végétal quelconque. Les effets produits sont néanmoins différents. Lorsqu'on administre les sels de potasse et de soude d'un acide végétal, tels que citrates, tartrates, acétates, etc., l'acide, par une légère oxydation, se transforme en acide carbonique, et le carbonate de potasse et de soude apparaît dans l'urine et la rend alcaline. Sous cette forme, la potasse empêchera la précipitation de l'acide urique, mais n'aura que peu ou même point d'autre effet. Elle n'influence point les processus chimiques des tissus, mais on peut en faire usage pendant longtemps, sans crainte de détériorer l'économie. La liqueur potassique, d'un autre côté, ne rend pas l'urine alcaline aussi promptement et d'une manière aussi persistante, mais exerce une puissante influence sur la métamorphose des tissus. Elle se montre dans l'urine combinée à l'acide sulfurique ou phosphorique, et augmente les proportions absolues de ces acides dans l'urine. Ils se forment aux dépens des composés protéiques dont l'oxydation a été déterminée par la potasse, de même que la potasse oxyde les matières organiques de l'économie en produisant des acides par lesquels elle est neutralisée. Cette liqueur de potasse est donc un agent puissant, et l'usage en peut être fort utile quand il y a dans le sang des matériaux à demi oxydés, et que l'oxydation doit être poussée à un plus haut degré; mais, d'un autre côté, elle peut être très-pernicieuse quand la déperdition est déjà excessive. On ne doit jamais l'employer uniquement dans le but de rendre l'urine alcaline. Le bicarbonate produit des effets intermédiaires; il n'a pas la puissance altérante de la liqueur potassique, mais son action éliminatrice dépasse celle du citrate, de l'acétate, etc.

En rapprochant ces diverses indications, on voit que le traitement médical qui, uni au régime, ait donné les résultats les plus favorables, est le suivant :

Dans les cas ordinaires, on donnera deux ou trois fois le jour une dose légère de composés hydrargyriques depuis un sixième de grain jusqu'à un quart de grain, avec de l'extrait de taraxacum sous forme pilulaire. Et si les fonctions intestinales ne s'accomplissent pas régulièrement, on ajoutera ou on substituera au taraxacum, des pilules de rhubarbe composée, jusqu'à ce que leur régularité soit rétablie. L'emploi du mercure à petites doses, en favorisant l'action des autres diurétiques, a l'avantage d'agir sur les processus généraux de la nutrition. On administrera, en même temps, trois fois le jour, de 15 à 30 grains de bicarbonate de potasse, avec une infusion de colombo ou un autre tonique végétal. Cette médication améliore souvent la digestion ; mais quand cet effet ne se produit pas et que le bicarbonate de soude n'amène pas de résultats ou n'est pas nécessaire, on peut lui substituer le citrate de potasse, accompagné de quelque infusion amère. On se trouvera souvent bien de l'emploi du quinquina et du fer, ou de la strychnine et du fer, qui peuvent être donnés simultanément avec le citrate de potasse, sous la forme de citrate de fer et de quinine, ou citrate de fer et de strychnine. La liqueur de potasse est rarement nécessaire. A toutes ces préparations, on pourra ajouter avec avantage le taraxacum, sous forme d'extrait, de la pharmacopée britannique ou d'extrait fluide ; mais l'infusion de feuilles de taraxacum à fortes doses sera encore bien préférable. Outre qu'il réduira la quantité d'acide urique, ce traitement améliorera souvent la santé générale affaiblie,. d'une manière remarquable. Dans quelques cas de dyspepsie tenace et de faiblesse générale, les acides minéraux peuvent être nécessairés, et, quand dans ces conditions, ils produisent de bons effets, on pourra en continuer l'emploi pendant quelque temps. Ils n'augmentent pas beaucoup l'acidité de l'urine et ne précipitent pas l'acide urique, tandis que, par leur influence sur la digestion, ils peuvent en empêcher la formation.

Très-souvent, pourtant, des individus qui rendent de l'acide urique en quantité et chez lesquels même un calcul est en voie de formation sont, à part cela, fort bien portants ; dans les cas de ce genre, en dehors d'un régime sévère, il y a peu de chose à faire. Il faudra faire boire beaucoup d'eau et empêcher la précipitation de l'acide urique par l'administration du nitrate ou de l'acétate de potasse. Le docteur Roberts a démontré que l'on pouvait de cette façon maintenir l'urine alcaline pendant des mois entiers, sans affecter le moins du monde l'économie ou les voies urinaires. Pour dissoudre un calcul d'acide urique il administre 40 à 60 grains de l'un de ces sels toutes les trois heures dans 3 ou 4 onces d'eau ; mais un degré inférieur d'alcalescence suffira à prévenir le dépôt d'acide urique.

Quand c'est un dépôt habituel d'oxalate de chaux qui se forme dans l'urine, le traitement ne peut se formuler aussi exactement. Il n'est pas probable que l'on puisse ingérer une nourriture renfermant des oxalates en assez grande quantité pour donner lieu à un calcul ; néanmoins une alimentation chargée de ces sortes de sels devra être évitée. On ne peut tirer aucune indication pour le régime, de l'origine chimique de l'acide oxalique, qu'il dérive des matières sucrées ou azotées. On a pourtant recommandé, en s'appuyant sur des données hypothétiques, l'abstention du sucre et l'usage modéré des amylacés. L'addition d'eau de chaux à l'urine y fera naître un dépôt d'oxalate de chaux, quoiqu'il n'y en eût pas trace auparavant ; l'administration des sels de chaux a d'ailleurs été suivie de l'apparition des oxalates dans l'urine. Aussi, dans les cas de ce genre, a-t-on prescrit d'enlever la chaux à l'eau qui sert de boisson. Des expériences ont aussi prouvé que l'addition d'un acide minéral à l'urine retarde la précipitation de l'oxalate de chaux ; c'est ce qui a fait recommander l'usage des acides minéraux. L'oxalate de chaux, toutefois, est souvent mélangé à des urates et à de l'acide urique libre, et l'influence spéciale qu'exercent les acides minéraux sur l'espèce de dyspepsie particulière qui accompagne parfois l'oxalurie est le meilleure argument qu'on puisse donner en faveur de leur emploi. Comme il n'existe pas de raison suffisante pour faire adopter un traitement spécial, il faut que nous en revenions à des principes généraux. On devra se rappeler que l'oxalate de chaux est d'ordinaire accompagné d'un excès d'urée, indice d'une déperdition de l'alimentation et des tissus qui nous fournit une indication importante sur le genre de traitement à adopter.

Toutes les causes de cette déperdition aussitôt reconnues doivent être éloignées, tels sont, l'excès de travail et surtout les préoccupations morales ; il en est de même des excès de tout genre et surtout de l'abus des plaisirs sexuels. La spermatorrhée invétérée est souvent accompagnée d'oxalate de chaux dans l'urine. Le repos, la tranquillité, le changement d'air et de lieux procureront à eux seuls un grand soulagement. Pour ce qui est de la nourriture, on ne peut poser de règle absolue. La quantité et la qualité doivent en être réglées non pas tant d'après sa composition chimique que d'après sa digestibilité ; il faut pourtant qu'elle soit réparatrice. On se verra ordinairement contraint d'en limiter la quantité ; les aliments sucrés seront peu abondants et même, si c'est nécessaire, on les interdira tout à fait. Si le malade ressent une douleur à l'épigastre après le repas et surtout si cette douleur est accompagnée d'acidité et de flatulence, on évitera l'usage des légumes, du sucre et de la bière. Si le malade n'éprouve aucun de ces symptômes, il pourra manger des légumes et des fruits, mais avec modération. Quant aux stimulants, l'eau-de-vie mêlée d'eau ou d'eau de seltz, le sherry sec ou mieux encore un bon bourgogne seront ce qu'il y a de plus convenable. On doit favoriser les fonctions cutanées et entretenir la liberté du ventre. L'important, toutefois, c'est de faciliter la digestion et de la rendre complète ; on y parviendra quelquefois très-difficilement. Les acides minéraux, recommandés par le docteur Golding Bird, seront souvent très-utiles, surtout l'acide hydrochlorique ou nitro-muriatique étendue d'une infusion de colombo. Dans d'autres cas, le bismuth ou bien encore les alcalins avec l'ammoniaque rendront de grands services. Les bons effets des composés hydrargyriques à doses peu élevées sont souvent aussi évidents dans les cas de cette espèce que dans ceux où il se dépose de l'acide urique, et il est rare que l'infusion de taraxacum ne donne pas de soulagement. Lorsque la digestion et la santé générale s'améliorent, le dépôt d'oxalate de chaux diminue ordinairement. Si cette substance persiste à se montrer sous forme de cristaux octaédriques, on n'a pas à craindre dans ces circonstances la formation d'un calcul. Ces cristaux octaédriques apparaissent rarement dans les voies urinaires ou dans l'urine fraîchement émise. Mais quand on a affaire à des cristaux en sablier, cristaux qui peuvent se former dans les tubuli rénaux, il faut essayer de tous les moyens suggérés par l'expérience et même par l'hypothèse pour prévenir la formation d'oxalate de chaux dans l'urine. On prescrira un régime sévère : comme boisson, de l'eau débarrassée de sels calcaires, comme médicaments, des acides minéraux ; un exercice régulier, des bains fréquents, jusqu'à ce que tout dépôt menaçant ait disparu des urines. De temps à autre on excitera les organes urinaires ; on fera boire à jeun aux malades de grandes quantités d'eau pure ou bien quelque infusion diurétique additionnée de citrate ou d'acétate de potasse. En fait d'infusion il n'en est pas de meilleure que celle de dent de lion dont nous avons déjà parlé et que l'on prendra plus étendue et en plus grande abondance qu'on ne le fait habituellement.

Quand on a des raisons de croire qu'il existe un calcul, les mêmes médicaments astringents doivent être choisis, eût-on affaire à des cristaux octaédriques. La présence d'un corps étranger déterminera la formation d'un précipité qui n'aurait pas eu lieu sans lui, et un calcul peut s'accroître là où on n'aurait pas eu à redouter sa formation.

Il y a peu à dire sur la cystine. Cette substance est excessivement rare et quand on la rencontre on peut la conserver en dissolution au moyen des alcalins. L'expérience a appris peu de chose sur la manière dont on peut prévenir sa formation. Sa composition semble avoir quelque analogie avec celle de la bile et conduit, par suite, l'attention sur les fonctions du foie. La cystine se rencontrant communément chez les individus scrofuleux peut nous porter à administrer, dans ce cas, l'huile de foie de morue. Quand il s'est formé des calculs de cystine et qu'ils sont petits, on peut employer les alcalins ou les injections acides dans la vessie. Les calculs de cystine sont encore plus accessibles à la propriété dissolvante des alcalins que l'acide urique, non-seulement parce qu'ils sont plus solubles dans l'urine alcaline, mais encore parce qu'ils possèdent ordinairement une composition simple et sont constitués en grande partie par de la cystine pure.

Quand l'urine est phosphatique, le danger d'un calcul variera avec les circonstances. Ce résultat sera peu à redouter si ce fait est la conséquence de la précipitation du phosphate de chaux par un alcali fixe. C'est quand l'urée a subi une décomposition ammoniacale qu'un calcul est plus à craindre. Si cette décomposition n'a pas été précédée d'une inflammation de la muqueuse vésicale, cette inflammation naîtra sans aucun doute sous l'influence de l'action irritante de l'ammoniaque et le mucus excrété a toutes les conditions voulues pour aider à la formation de la pierre en agglutinant entre eux les divers phosphates qui se précipitent.

Quand l'urine est retenue dans la vessie par quelque obstacle mécanique, comme l'hypertrophie de la prostate, ou un rétrécissement, ou une paralysie de l'enveloppe musculaire, le danger augmente avec la lésion, comme dans la paraplégie, ou l'atonie consécutive à une faiblesse générale ou locale. D'un autre côté, quand il y a du spasme et de la fréquence de la miction, le danger est moindre. Le point capital du traitement est de veiller à ce que la vessie se vide complétement ; on y arrive au moyen du cathétérisme répété deux fois par jour, et de lavages à l'eau chaude seule ou additionnée d'une petite quantité d'acide nitrique faible. Les précautions sont surtout urgentes, quand un ou plusieurs calculs ont été expulsés, ou qu'on a des raisons de croire à l'existence d'un petit gravier dans quelque partie des voies urinaires. Il est rare que les calculs se forment isolément. La même cause se fait sentir dans toutes les régions de chaque rein, et si la précipitation s'opère sur un des points, elle sera probablement la même dans tous les autres points. Dès qu'un nucléus est formé, on peut regarder comme certain que son volume augmentera. Dans quelques cas, tous les calculs sortent à la fois, dans d'autres, tous sont retenus dans le rein ; ou l'un, ou plusieurs d'entre-eux s'arrêtent dans une partie quelconque de l'appareil urinaire. Les résultats sont variable : inflammation suppurative du rein, conséquence de l'irritation directe causée par un ou plusieurs calculs; élargissement de son enveloppe; inflammation et ulcération de sa membrane muqueuse, avec atrophie rénale ou abcès périnéal : suppression d'urine par enclavement d'un calcul dans la colique des uretères ou des reins, quand une pierre traverse les uretères avec difficulté. Ceci n'entre pas dans le sujet de cet ouvrage. Le point à observer, c'est de constater l'existence de la pierre lorsqu'elle est assez peu volumineuse pour pouvoir être expulsée, et d'exposer les meilleurs procédés à employer pour arriver à ce résultat.

Les symptômes éprouvés par le patient aideront peu au diagnostic, excepté quand c'est un petit calcul qui passe au travers des uretères. Un calcul assez volumineux logé dans l'enveloppe du rein provoquera souvent une douleur assez caractéristique pour asseoir un diagnostic; mais le plus nécessaire, c'est d'examiner avec une attention sérieuse les urines de chaque jour, et dans des circonstances différentes. Ces observations permettent de poser un diagnostic sur l'existence et le siége du calcul.

Si petit que soit un calcul, un exercice violent, les secousses du cheval ou de la voiture, occasionneront des lésions de la partie sur laquelle il repose, et provoqueront un écoulement sanguin. Et longtemps avant que le sang ait pu être aperçu à l'œil nu, on en constatera les globules au microscope. L'apparition constante des corpuscules sanguins après l'exercice, leur disparition après le repos, l'apparition simultanée d'un dépôt dans l'urine, de nature à constituer un calcul, et l'absence manifeste d'une autre affection locale ou générale de nature à expliquer ces phénomènes, fourniront une forte présomption en faveur de la présence d'un calcul. Mais avant qu'une pierre puisse rompre les capillaires, elle blessera la membrane muqueuse et troublera l'épithélium, et ses cellules mélangées au sang ne constitueront pas seulement des signes corroboratifs certains, mais des indications sur le siége du calcul. Les celludes des calices sont irrégulièrement sphéroïdales et petites, celles de l'enveloppe du rein plus grandes, mais encore de formes sphéroïdales irrégulières. L'épithélium de l'uretère est conique, celui de la vessie est moitié sphéroïdal, moitié squammeux; on le reconnaît facilement au volume de ses cellules.

Le malade chez lequel on soupçonnera un calcul, devra prendre un peu d'exercice, calme d'abord, une simple promenade à pied ou en voiture; et, si ceci ne donne pas de résultat, on lui fera faire un exercice plus violent, tel que l'équitation. On laissera déposer l'urine qui aura été expulsée une ou deux heures après, et on l'examinera ensuite pour y rechercher les corpuscules sanguins ou les cellules épithéliales, et on la comparera à l'urine émise avant l'exercice. On ne devra pas s'en rapporter à un seul examen, les résultats étant parfois négatifs, pendant un certain temps, pour être plus tard concluants. Quand on rencontre des globules sanguins, leur nombre décroît ordinairement d'une manière graduelle, et ils disparaissent quelquefois tout à fait. Dans les autres cas, ils ne sont jamais complétement absents, et l'exercice a pour effet d'augmenter le nombre des cellules épithéliales, sans affecter les globules sanguins.

Quand un calcul s'est logé pendant un certain temps dans l'enveloppe rénale, il n'y a souvent que peu ou point de sang, et l'épithélium est remplacé par une excrétion constante, mais peu abondante de globules de pus. Ces cas exigent souvent une attention assez soutenue ; toute l'urine expulsée devra être montrée au médecin, et le plus souvent on y découvrira de petites écailles détachées de l'extérieur du calcul, dont la conformation cristalline vue au microscope et la manière d'être en présence des réactifs fourniront quelque renseignement sur la nature de la pierre.

Il est une période de l'histoire primordiale du calcul qui exige une mention spéciale, c'est son passage le long des uretères. Ce passage provoque généralement de la douleur, mais elle a peu d'intensité. Toutefois, quand la pierre est assez volumineuse pour ne traverser le canal qu'avec difficulté, la douleur devient parfois aiguë. Il existe une violente douleur d'un côté de la région rénale ; cette douleur ne cesse jamais, bien qu'elle ait des paroxysmes. Elle s'irradie en haut et en bas, mais surtout en bas, le long du trajet de l'uretère et dans l'aine, vers le testicule correspondant. Cet organe se rétracte aussi. Une sensibilité locale plus ou moins considérable accompagne la douleur, et d'ordinaire ont lieu de violents vomissements sympathiques. Le traitement se compose de diluants, de bains, d'opium ou d'injections sous-cutanées de morphine et d'antispasmodiques. L'apparition d'une crise de cette espèce, d'une acuité plus ou moins vive, constituera un fait important dans l'histoire d'un cas où l'on soupçonnera l'existence d'une pierre.

Quand on aura acquis la preuve irrécusable de la présence d'un calcul, on ne devra pas perdre de temps pour chercher à le faire expulser. Ceci nous amène au troisième point du traitement préventif. Les liquides devront être pris en grande quantité et se composeront, soit d'eau distillée, soit d'eau de pluie, d'infusions légères de graine de lin ou de dent de lion; ou bien encore, quand c'est un calcul d'acide urique, de solutions faibles d'acétate et citrate de potasse. L'emploi des diurétiques plus stimulants, tels que le genièvre, la térébenthine, n'est pas sans danger et doit être évité. Pendant qu'on administrera ces diluants, on retiendra l'urine aussi longtemps que possible, afin que la vessie, les uretères et leurs expansions rénales soient distendues autant que possible. En même temps, on fera prendre des bains chauds pour amener un relâchement général des tissus musculaires, et le déplacement de la pierre pourra être favorisé par les mouvements, la marche, l'équitation, etc.

Si on a quelque raison de soupçonner un rétrécissement d'une partie quelconque de l'urèthre, on y passera un instrument de diamètre normal. Si on rencontre une stricture, on fera bien de la traiter, si c'est possible, par la dilatation rapide.

Quand on aura des raisons de croire, d'après les symptômes observés, qu'une concrétion a traversé l'uretère du rein à la vessie, on recommandera au malade d'observer attentivement son urine. Quand le calcul a atteint la vessie, il peut y avoir apaisement complet des symptômes aigus, jusqu'à ce que la pierre ait acquis un certain volume ; alors les symptômes décrits dans la première leçon commencent à se montrer. Dans d'autres cas, les sensations pénibles apparaîtront dès le début, comme cela s'est produit dans un cas que nous avons rapporté.

Si, après quelques jours, aucun calcul n'a été expulsé, on le fera sortir sans perdre de temps. On pourra y parvenir de deux façons différentes, soit en lavant la vessie au moyen d'un cathéter de grandeur ordinaire, soit avec un lithotriteur. Des deux moyens, je préfère le lithotriteur, parce qu'il réussit mieux, et à cause de la facilité avec laquelle cette opération peut être faite dans la majorité des cas. Le lithotriteur est le moyen le moins long et le moins douloureux de délivrer la vessie d'une pierre.

FIN.

TABLE DES MATIÈRES

Iʳᵉ LEÇON.

LES PREMIERS SYMPTÔMES DE LA PIERRE ET LA MEILLEURE MÉTHODE
DE LA DÉCOUVRIR.

Pages

Raisons qui ont motivé le choix de ce sujet pour la première leçon.. 5

Attention qu'il faut porter aux premiers symptômes, leur importance......... 5

I. *Premiers symptômes de la pierre.*

Les premiers symptômes ne sont pas toujours les mêmes...... 6

Caractères des premiers symptômes chez l'enfant............ 7

Observation de pierre chez un enfant de 4 ans.............. 7

Pourquoi les symptômes ne sont pas si aigus dans la vieillesse. 8

Exemple d'une exception chez un malade de 65 ans.......... 9

Pour diagnostiquer la pierre de bonne heure, l'influence de l'exercice est la meilleure indication.................... 10

Principaux symptômes de lésion mécanique................. 11

(I) Hémorrhagie... 11

Observation d'un homme âgé de 67 ans 11

Usage du microscope pour découvrir la présence de la pierre.. 12

Exemple chez un homme âgé de 68 ans.................... 12

Valeur de l'hématurie, comme élément de diagnostic, parmi les premiers symptômes.................................... 13

Pages.

(II) Douleur... 14
Quand on l'éprouve et par quoi elle est influencée........... 14
Elle ne se montre pas toujours parmi les premiers symptômes. 14
On peut expliquer ce phénomène de quatre manières diffé-
    rentes.. 14
        1. Hypertrophie de la prostate.
        2. Atonie.
        3. Vessie à cellules.
        4. Insensibilité de la vessie.

La douleur dans certains cas est presque pathognomonique... 16
Comment le calcul en est la cause......................... 16
Elle n'est pas si fréquente dans la vieillesse que chez les indi-
    vidus jeunes... 16
Observation démontrant l'influence de la position sur la dou-
    leur... 16
Le point et le moment où elle se montre, ainsi que sa durée
    comme signe de la pierre............................... 17
La douleur à l'extrémité du pénis tire son origine de la pré-
    sence de la pierre..................................... 17
Observation où la douleur était un symptôme de la pierre..... 18
Effet des secousses ou de l'exercice sur la production de la dou-
    leur... 18
Douleur éprouvée dans d'autres maladies des voies urinaires.. 18
    (III) Irritation... 18
Signes d'irritation; isolés, ils ont cependant peu de valeur.... 19
Nécessité de s'assurer d'où provient l'irritation.............. 19
Observation d'uréthrite produite par la pierre dans la vessie... 19
Observation d'un malade traité pour un rétrécissement spasmo-
    dique.. 19
Le danger du traitement de la pierre avant la méthode de
    Civiale.. 20

II. *Meilleure méthode pour trouver le calcul.*

1. Chez les enfants : exploration avec la sonde.............. 21
Utilité du chloroforme..................................... 21
La meilleure espèce de sonde est celle de sir William Fer-
    gusson.. 21

Pages.

Manière de se servir de la sonde............................... 22
Observation chez un enfant.................................... 22
2. Chez les adultes, on ne doit pas conseiller la sonde et pour-
    quoi.. 23
Le lithotriteur est préférable................................. 23
Raisons qui s'opposent à l'emploi de la sonde................. 23
L'exploration au moyen du lithotriteur n'est pas plus doulou-
    reuse que celle faite avec la sonde 24
Observations qui le démontrent 24
Déductions en faveur du lithotriteur.......................... 24
Règle à suivre dans l'exploration............................. 25

IIᵉ LEÇON.

LE TRAITEMENT PRÉPARATOIRE DU MALADE ET L'OPÉRATION DE LA LITHOTRITIE.

Résumé de la première leçon................................. 27
Sujet de la seconde... 27

I. *Traitement préparatoire.*

Observation à l'appui du traitement préparatoire.............. 28
Se reposer et retenir son urine.............................. 28
L'exploration immédiate doit être rejetée.................... 29
Effets variables produits par les instruments................ 29
Éviter les injections préliminaires.......................... 30
Le malade doit rester couché avant et après l'opération...... 30
Pourquoi il est important d'agir ainsi....................... 31
Complication rénale... 31
Stricture de l'urèthre...................................... 31
Hypéresthésie.. 32
Utilité du chloroforme..................................... 33
Avantage du chloroforme dans les cas de cystite............. 33
Lithotriteur de M. Civiale................................. 34
Nécessité des manœuvres sur le cadavre..................... 36

II. *Opération de la lithotritie.*

Pages.

1. La meilleure position pour le chirurgien et le patient...... 36
Lit opératoire.. 36
Hypertrophie de la prostate................................... 37
2. Introduction du lithotriteur............................... 37
Déchirure de l'urèthre.. 37
Comparaison du lithotriteur et du cathéter................... 37
Introduction de l'instrument décrit.......................... 38
Hyperthrophie de la prostate................................. 39
Découverte et écrasement de la pierre........................ 40
Description et comparaison des méthodes française et anglaise.. 41
Difficulté résultant du manque de longueur de l'instrument... 42
Observation qui le démontre.................................. 43
Manière de tenir l'instrument................................ 44

IIIe LEÇON.

CAS AUXQUELS LA LITHOTRITIE N'EST PAS APPLICABLE ; QUANTITÉ DE TRAVAIL QUI DOIT ÊTRE FAITE A CHAQUE SÉANCE ; TRAITEMENT CONSÉCUTIF, AVEC UN EXPOSÉ DES COMPLICATIONS.

Résumé de la dernière leçon................................. 45
Objet de celle-ci... 45

I. *La lithotritie n'est quelquefois pas applicable.*

Il ne faut pas déprécier la lithotomie; ces deux opérations
     sont utiles... 46
Quand la lithotritie est inapplicable....................... 47
     1. Calculs volumineux.................................. 47
     2. Calculs nombreux.................................... 47
     3. Stricture; ce n'est pas toujours un obstacle à la li-
        thotritie... 48

II. *Travail qu'il faut faire à chaque séance.*

Soulagement éprouvé par certaines personnes après la pre-
     mière opération; exacerbation de la douleur chez d'autres. 48

Pages.

Exacerbation de l'irritation; quand elle est à craindre....... 49
Ne pas faire sortir les débris au moyen d'injections........... 50

III. *Traitement consécutif à l'opération.*

Nécessité de garder le repos absolu......................... 51
Le premier broiement procure souvent un mieux sensible..... 51
Signes fournis par l'exercice............................... 51
Explication de la récidive de la pierre après la lithotritie..... 52
Comment y obvier... 52
Exploration quand des fragments sont restés................. 53
Le trilabe... 53
Exploration quand la prostate est hypertrophiée.............. 53
Instrument approprié au dernier examen..................... 53
Description du trilabe...................................... 54
Atonie de la vessie.. 54
Paralysie de la vessie...................................... 55
Usage des sondes françaises................................ 55
Invagination des fragments................................. 55
Exemple à l'appui... 56
Traitement de l'invagination des fragments.................. 57
Excision sur la pierre...................................... 57
Cas d'excision... 57
Rétention d'urine.. 58
Exemple... 58
Cathéter à grand diamètre de Sir B. Brodie.................. 59
Rétention; son traitement.................................. 59
Usage des alcalins... 60
Exemple... 60
Calcul phosphatique.. 60
Injections; quand elles sont utiles.......................... 60
Ne pas ramener les fragments avec le lithotriteur............ 61
Exemple rapporté par Sir B. Brodie......................... 61
Enlèvement des fragments dans la paralysie de la vessie....... 62
Exacerbation après l'opération; son traitement.............. 62
Complication rénale.. 63
Orchite... 63

MOYENS DE PRÉVENIR LA PIERRE.

Pages.

Essais pour enlever la pierre, en la dissolvant, lorsque la maladie est à son début... 65
Remèdes empiriques.. 65
Essais récents s'appuyant sur des données scientifiques........ 66
Les calculs d'acide urique et de cystine sont seuls susceptibles d'être dissous.. 67
Difficultés qu'on éprouve à dissoudre l'acide urique.......... 67
Les calculs volumineux sont souvent formés de différentes substances.. 67
Des médicaments internes les plus efficaces pour prévenir la pierre.. 68
Formation de la pierre.. 68
Dépôts urinaires précédant la pierre.......................... 68
Trois manières de les prévenir................................ 69
Variétés diverses de calculs.................................. 69

ACIDE URIQUE.

Le plus commun parmi les corps composant les calculs.......... 71
Proportion.. 71
Urates.. 71
Fréquence de l'acide urique comme corps constituant de la pierre; explication... 72
Source de l'acide urique...................................... 72
Causes de son augmentation anormale........................... 72
Sa présence dans l'urine varie................................ 73
Circonstances qui favorisent les dépôts d'acide urique ou d'urates dans les voies urinaires.............................. 73
Urates; origine de leurs dépôts............................... 73
Diminution de l'eau dans l'urine.............................. 73
Acidité anormale de l'urine................................... 74
Trop grande acidité de l'urine; d'où elle provient............ 74
Aspect des urates; leur couleur............................... 76
Causes de leur couleur.. 76
Urates, comment on les reconnaît et on les analyse............ 77
Acide urique libre; sa précipitation des urates............... 77
Théorie de la fermentation.................................... 78

Pages.
Comment l'acide urique arrive à former le noyau d'un calcul. .   78
Cristaux d'acide urique dans les tubes rénaux.................   80
Calculs rénaux......................   80
Dépôt d'acide urique sur le noyau...........................   80
Observation du docteur Lionel Beale........................   80
Comment l'acide urique se dépose dans la vessie.............   80
Classification des causes générales auxquelles on peut rapporter
    la production des calculs d'acide urique.................   81
1. Augmentation absolue de la quantité d'acide urique sé-
    crétée   81
2. Formation de l'acide qui précipite l'acide urique...........   81
Combinaisons de ces deux conditions dues...................   82
    (I) à une métamorphose défectueuse des tissus............   83
    (II) à une assimilation défectueuse de la nourriture.......   83
Exemple de métamorphose défectueuse......................   83
Exemple d'assimilation défectueuse de la nourriture..........   83
Comment il se fait qu'il se forme des calculs d'acide urique chez
                        les chasseurs....   85
                        les enfants......   85
                        les vieillards....   85
Immunité comparative chez la femme ; son explication.......   86
La pierre chez le riche et le pauvre.........................   86
A la ville et à la campagne...................   86
Climat, régime, localités au point de vue de leur influence sur
    la pierre...   86
Sa fréquence comparative en Angleterre, en Écosse et en Ir-
    lande..   87
Exemples d'immunité et de fréquence dans certains districts. .   87
Description de l'acide urique comme dépôt urinaire......... .   87

OXALATE DE CHAUX.

Comparaison entre l'oxalate de chaux et l'acide urique comme
    éléments de calculs.............   93
Proportion...   93
L'oxalate de chaux n'est pas un élément normal de l'urine,
    mais il y forme très-souvent un précipité...............   93
On lui donne quatre origines diverses, mais ce sont autant d'hy-
    pothèses..   93
Sa formation dans l'économie..............................   94
Son origine supposée dans la fermentation des urates.........   94

Pages.

Augmentation des dépôts d'oxalate quand l'urine a reposé;
résultat de la précipitation lente................................. 95

L'oxalate de chaux peut provenir des oxalates solubles ingérés
comme aliments ou par expérience......................... 95

Oxalate de chaux, son mode probable de formation 95

Il apparaît dans l'urine sous deux formes.................... 96

Sous forme de cristaux octaédriques et de cristaux en sablier.. 96

Description des cristaux octaédriques........................ 96

Cristaux en sablier et autres formes, moins communs que ceux
de forme octaédrique.................................... 96

Leur découverte dans les tubes rénaux par le docteur Lionel
Beale... 97

On les a trouvées formant les nucléoles de nucléus supposés d'a-
cide urique... 97

Résultat de l'examen...................................... 97

L'oxalate de chaux forme rarement un dépôt visible.......... 97

L'oxalate de chaux ne forme pas de sable, mais il existe des
groupes de cristaux en sablier et des graviers d'oxalate... 98

Conditions auxquelles l'oxalate de chaux peut faire son apparition dans l'urine.. 98

Il est ordinairement associé à un excès d'urée et souvent accompagné d'un dépôt d'urates............................... 99

Origine de l'oxalurie...................................... 99

L'acide oxalique dérive d'une métamorphose imparfaite de la
nourriture ou des tissus................................. 100

Les aliments azotés forment sa principale source............. 100

Expériences de Frerichs et Wöhler montrant que la présence
des oxalates est due à celle de l'acide urique............. 100

Source de l'acide oxalique et point où a lieu la formation primitive du calcul.. 100

Démonstration de la manière dont se forment les calculs d'oxalate dans les reins...................................... 100

Proportion relative des calculs d'acide urique et d'oxalate suivant les diverses circonstances.......................... 100

Collections du Royal Collège des Chirurgiens de Guy's Hospital, comparées à celle de Norwich Hospital............... 101

Déductions.. 101

Description des calculs d'oxalate de chaux................... 102

Oxalate de chaux dans les calculs composés................. 102

CYSTINE ET XANTHINE.

                                                                  Pages.
Éléments anormaux de l'urine; leur rareté comme dépôt...... 103
Description de la xanthine et de la cystine.................. 103

PHOSPHATES DE CHAUX ET DE MAGNÉSIE.

Calculs phosphatiques..................................... 105
Présence de ces sels dans l'urine normale.................. 105
Les calculs composés entièrement de phosphates ne sont pas
    très-communs 105
Il est très-rare qu'ils constituent les noyaux d'autres précipités. 106
Très-fréquemment ils forment des couches autour de l'acide
    urique, des urates ou de l'oxalate de chaux.............. 106
Conditions qui déterminent la précipitation des phosphates.... 106
Urine, comment elle devient alcaline 106
Description des dépôts de phosphate de chaux............... 107
La précipitation simple du phosphate de chaux par suite de la
    présence d'un alcali ne donne pas naissance à un calcul... 107
Comment l'urine devient alcaline par la présence de l'ammo-
    niaque 107
Dans quelles circonstances ce phénomène se produit, et condi-
    tions dans lesquelles ces circonstances apparaissent....... 107
Conditions favorables à la formation d'un calcul............. 107

TRAITEMENT PRÉVENTIF.

La formation de la pierre n'est pas subite.................. 109
L'état de l'urine auquel elle est due existe quelque temps avant
    qu'elle ne se dépose................................. 109
Dans le traitement préventif on comprend les tentatives ayant
    pour but de chasser les petits calculs.................. 109
Symptômes prémonitoires 110
Sensations du malade; à quoi les attribuer 110
Aspect de l'urine... 111
Cas chez les enfants...................................... 112
Indications de calcul...................................... 112
Traitement préventif...................................... 113

Pages.

1. Faire disparaître l'élément anormal de l'urine............ 113
Acide urique... 113
Régime végétal.. 114
Digestion parfaite....................................... 114
Boisson... 114
Exercice.. 114
Sécrétions et excrétions................................. 114
2. Comment on prévient la précipitation des éléments anor-
    maux de l'urine..................................... 116
Examen des divers alcalis................................ 116
La potasse est le plus usuel............................. 117
Diverses formes sous lesquelles on peut l'administrer; leurs dif-
    férents effets....................................... 117
Résumé du traitement médical............................ 118
Usage du mercure....................................... 119
Traitement quand les malades sont d'une bonne constitution, en
    dehors de la sécrétion d'acide urique ou de la formation de
    la pierre.. 120
Traitement quand l'oxalate de chaux forme un dépôt habituel.. 120
La manière dont se forme l'acide oxalique dans les réactions
    chimiques n'est pas une indication pour le régime........ 121
Privation du sucre dans la nourriture, etc................. 121
Expériences sur l'urine.................................. 121
L'union de l'oxalate de chaux à un excès d'urée indique le
    traitement.. 122
Ce qu'il faut éviter..................................... 122
Recommandation pour le repos, le changement d'habitude, etc. 122
Régime... 122
Stimulants.. 122
La peau et les intestins.................................. 123
Digestion, son importance extrême....................... 123
Acides minéraux, recommandés par le docteur Golding Bird.. 123
Description du traitement................................ 123
Traitement quand on suppose que le calcul existe........... 124
Cystine, son excessive rareté............................ 124
Traitement.. 124
Urine phosphatique...................................... 125
Décomposition ammoniacale de l'urée.................... 125
La pierre est plus à craindre quand la rétention d'urine aug-
    mente.. 125
Danger moindre quand il y a du spasme et miction fréquente.. 125

Pages
Traitement. 126
Traitement quand les calculs sont sortis. 126
Résultats variés de la présence des calculs. 126
Les premiers symptômes ne sont pas toujours caractéristiques.. 127
Il est nécessaire d'examiner l'urine soigneusement chaque jour. 127
Effet d'un exercice violent, etc.., ... 127
Les globules sanguins et les cellules épithéliales sont découverts
      par le microscope.. 127
Comment la pierre se loge dans le rein et son enveloppe. 128
Passage de la pierre le long des uretères. 129
Traitement. 129
3. Traitement, avec un aperçu sur la manière d'amener le cal-
      cul au dehors, quand sa présence a été constatée d'une ma-
      nière indirecte. 130
Stricture de l'urèthre. 130
Cessation passagère des symptômes aigus. 131

FIN DE LA TABLE.

Paris. — Typ. Pillet fils aîné, 5, rue des Grands-Augustins.